Knaur

W0352963

Marion Jetter

3 Typen-Diät

Knaur

Marion Jetter

3 Typen-Diät

- **Das individuelle Abnehmprogramm:**
  3 x Diät, Fitness und Rezepte
- **Extra-Test:**
  Welcher Stoffwechsel-Typ bin ich

www.knaur-ratgeber.de

INHALT

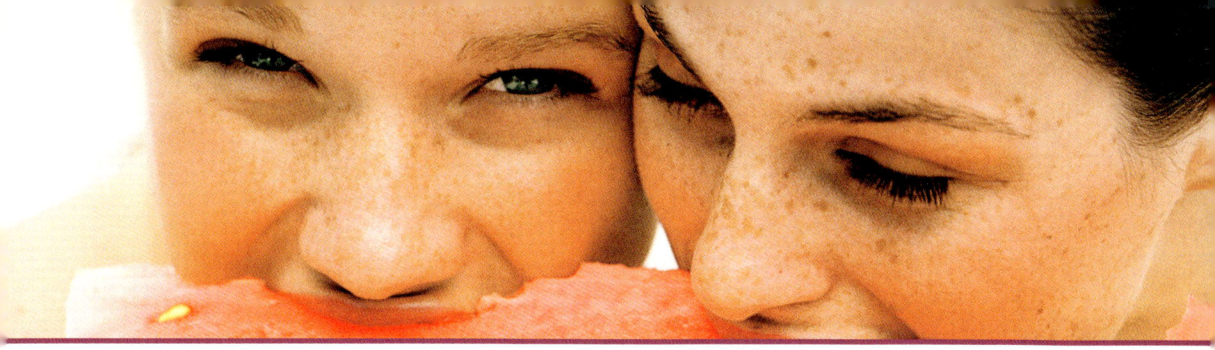

VORWORT

VORWORT

Endlich richtig abnehmen

Wenn Sie dieses Buch in die Hand nehmen, haben Sie vielleicht schon einige Versuche hinter sich, endlich Ihr Traumgewicht zu erreichen. Mit diesem Wunsch sind Sie nicht alleine. Rund 70 Prozent der Frauen in Deutschland sind mit ihrer Figur unzufrieden, fast jeder fünfte Mann würde an seinem Aussehen gerne etwas ändern.

Das Problem: Bei dem Vorhaben überschüssige Pfunde loszuwerden, gehen viele Abnehmwillige oft jahrelange Irrwege. Sie quälen sich mit Diäten, geplagt von ständigen Schuldgefühlen, kasteien sich mit dem zwanghaften Blick auf die Waage und dem strikten Verbot von Genuss und Lebensfreude. Und das Schlimmste: Sie machen die frustrierende Erfahrung, dass die ganze Quälerei doch nichts bringt. Die Speckpolster sind dank Jo-Jo-Effekt rascher als zuvor wieder auf Bauch und Hüften.

Individuelle Ernährung

Gibt es eine Lösung? Ja, die gibt es. Die Diät muss zu Ihnen passen, besser gesagt Ihrem Typ entsprechen. Denn jeder Mensch hat einen individuellen Stoffwechsel, nicht jeder speichert die aufgenommene Energie gleich effizient und kann sie im Bedarfsfall ebenso leicht wieder loswerden. Es gibt dicke, kräftige, dünne, hagere, schlanke, große oder kleine Menschen. Eigentlich nur logisch, dass wir alle auch unterschiedliche Nahrung brauchen. Haben Sie sich noch nie gefragt, warum Ihre Freundin mit der neuesten Diät wunderbar abgenommen hat, wohingegen sich die Pfunde bei Ihnen hartnäckig hielten? Sie sich stattdessen schlapp und energielos fühlten. Ganz einfach: Jeder Mensch besitzt einen individuellen Stoffwechsel, der einen entscheidenden Einfluss darauf hat, wo und wie schnell Sie zunehmen, welche Lebensmittel besonders gut verwertet werden können und welches Bewegungsprogramm das Fett zum Schmelzen bringt. Das ist der Grund, warum Diäten nicht bei allen gleich gut funktionieren, manche Menschen schon beim Anblick einer Käse-Sahne-Torte dick werden, andere hingegen Berge von Essen verdrücken können, ohne sichtbare Gewichtszunahme.

Finden Sie heraus, was Ihr Körper braucht

Wenn Sie sich vollkommen richtig, das heißt Ihrem Typ entsprechend, ernähren, bleibt Ihr Stoffwechsel stets im Gleichgewicht. Sie fühlen sich rundum ausgeglichen und können künftig auf das Kalorienzählen verzichten. Der Fragebogen (ab Seite 30) hilft Ihnen dabei, herauszufinden zu welcher Kategorie Sie gehören: Eiweiß-, Misch- oder Kohlenhydrattyp. Bleiben Sie den – für Sie zugeschnittenen – Empfehlungen treu und versuchen Sie nicht durch Hungern schnellere Erfolge zu erzwingen, dann wird sich Ihr Wunschgewicht ganz von selbst einpendeln.

Haben Sie ein wenig Geduld, es geht schließlich nicht darum, beim Abnehmen Rekorde aufzustellen. Entscheidend ist vielmehr, dass die abgespeckten Pfunde auch dauerhaft fernbleiben. Ich wünsche Ihnen viel Erfolg dabei!

Ihre Marion Jetter

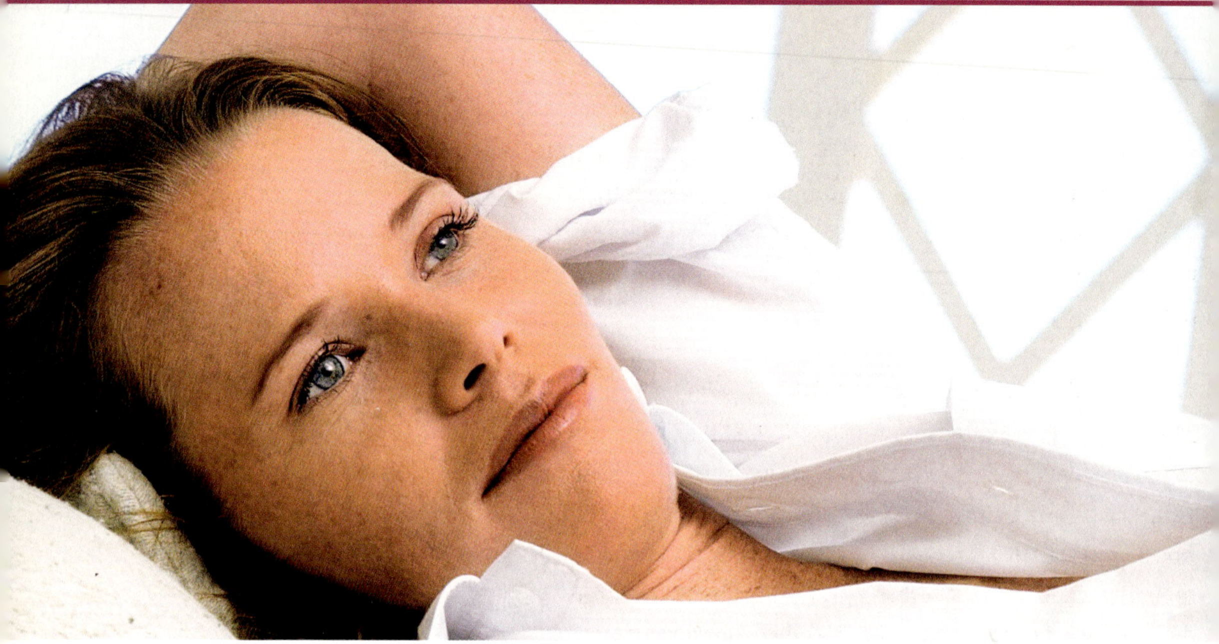

Das richtige Maß

Einstellungssache: Was heißt eigentlich zu dick?

Kennen Sie folgende Situation? Heute Morgen fanden Sie Ihr Gewicht eigentlich noch ganz passabel, Ihr Partner hat Ihnen zum Abschied noch ein Kompliment hinterhergerufen, doch nun stehen Sie im grellen Licht der Umkleidekabine, und der große Spiegel zeigt ungnädig alle Sünden der Vergangenheit. Die Unterwäsche schneidet unschön in die Haut, der Bauch zu faltig, der Po zu dick ... Als wenn das nicht genug wäre, passt das Kleidungsstück nicht einmal über die Oberschenkel und die Verkäuferin flötet draußen: »Passt die Hose, oder soll ich sie eine Nummer größer bringen?« So macht das Einkaufen wirklich keinen Spaß! Klar, wie dieser Stadtbummel endet: mit einem großen Becher Eis und dem Gedanken: »Morgen, ja, morgen fang ich an abzunehmen.«

TIPP

Der Wille zählt

Sie müssen abnehmen wollen, müssen sich selbst und Ihren Körper erst einmal akzeptieren. Solange ständig negative Gedanken um Gewicht und Pfunde kreisen, werden Sie diese nie los.

Situationen wie diese sind oft der Anlass eine Diät zu beginnen. Doch es gibt noch andere: Wenn z. B. Ihr Wohlbefinden oder Ihre Gesundheit unter den Pfunden leidet, Ihre Bewegungsfreiheit eingeschränkt ist oder Sie sich einfach nicht mehr wohl in Ihrer Haut fühlen. Gründe für eine Diät gibt es mehr als genug.

Warum möchten Sie abnehmen?

Mit diesem Buch haben Sie sich entschieden abzunehmen bzw. Ihr Gewicht zu reduzieren. Schön, doch bevor Sie loslegen, fragen Sie sich zuerst einmal: »Was will ich mit der Diät überhaupt erreichen? Warum möchte ich eigentlich abnehmen?« Steht eine Hochzeit ins Haus? Möchten Sie endlich wieder in das bodenlange Sommerkleid passen, das mit der schmalen Taille und den dünnen Spaghettiträgern? Oder haben Sie vor, ein paar Schwangerschaftskilos loszuwerden, möchten sich neu orientieren, fitter, schlanker sein oder gesünder leben? Überlegen Sie sich ganz in Ruhe, warum Sie abnehmen möchten und was Sie sich von der Umstellung Ihrer Ernährung erhoffen.

ICH MÖCHTE ABNEHMEN, **WEIL ...**	
... ich mich zu dick finde.	... ich erst dann selbstbewusster sein werde.
... ich glaube, dass ich mich dann besser fühle.	... mir mein Kleid vom letzten Jahr nicht mehr passt.
... ich mich dann schicker kleiden kann.	... ich ohne Anleitung nicht abnehme.
... ich unglücklich bin.	... ich mich träge und lustlos fühle.
... ich dann besser aussehe.	... ich bald heirate.
... weil ich wieder Spaß am	... ein großes Fest ansteht.
Essen haben will.	... meine Mutter auch zu dick ist.
... ich hoffe, dass ich dann erfolgreicher bin.	... mir mein Arzt dazu geraten hat.

BODY **CHECK**

Nun haben Sie festgelegt, warum Sie eine Diät machen wollen. Ob es tatsächlich nötig ist, dass Sie abnehmen, sagt Ihnen der Body-Mass-Index.

Der Weg zum Idealgewicht

Ganz gleich, ob Sie abnehmen, Ihr Gewicht halten oder den Körper in Form bringen möchten, bedenken Sie: Es gibt kein für alle Menschen gleichermaßen gültiges Idealgewicht, sondern vielmehr das persönliche Wohlfühlgewicht. Wie Körpergröße und Augenfarbe ist auch die Körperstruktur individuell festgelegt. Weibliche Formen, ein ausladendes Becken oder ein zu runder Po, die Grundstruktur Ihres Körpers wurde Ihnen schon vor vielen Jahren in die Wiege gelegt. Trotzdem ist niemand seinen genetischen Vorbestimmungen hilflos ausgeliefert. Neben den Erbanlagen beeinflussen - zum Glück - auch die Ess- und Bewegungsgewohnheiten Gewicht und Aussehen. Und die lassen sich sehr wohl ändern.

Orientierungshilfe: Der Body-Mass-Index (BMI)

Ob Sie zu viele Kilos auf die Waage bringen oder zu wenig, lässt sich ganz leicht ausrechnen. Der so genannte Body-Mass-Index (BMI) setzt das Körpergewicht in Verhältnis zur Körpergröße und wird nach der folgenden Formel berechnet:

BMI = Körpergewicht (in kg) : (Körpergröße in m)^2

Beispiel: Bei einer Größe von 1,70 Meter und 65 Kilogramm Gewicht ergibt sich ein BMI von 22,5.

DAS SAGT DER **BMI**
Unter 18,5: Untergewicht – Sie dürfen ruhig etwas mehr essen.
18,5 bis 24,9: Normalgewicht – Ihr Gewicht liegt im Normalbereich. Bleiben Sie, wie Sie sind.
25 bis 29,9: Übergewicht – Wenn keine gesundheitlichen Risiken bestehen, ist das Gewicht noch tolerabel. Versuchen Sie, nicht weiter zuzunehmen.
Über 30: starkes Übergewicht – Ihrer Gesundheit zuliebe sollten Sie unbedingt abnehmen.

ENTSORGEN SIE IHRE **WAAGE ...**

... oder wiegen Sie sich zumindest nicht öfters als einmal pro Woche.
Messen Sie dem Ausschlagen des Waagenzeigers nicht solch eine Bedeutung bei, er zeigt schließlich nicht nur das Körpergewicht an, sondern auch Hormonschwankungen während des weiblichen Zyklus, ein gesalzenes Abendessen oder den Aufbau von Muskelmasse (denn die sind schwerer als Fett). Wenn Sie stetig abnehmen, bemerken Sie dies eher am Sitz Ihrer Lieblingsjeans oder beim Blick in den Spiegel.
Möchten Sie es genau wissen? Dann besorgen Sie sich eine Körperfettwaage, die das Verhältnis von Fett- zu Muskelmasse im Körper feststellen kann. Als grobe Faustregel gilt: Der Körperfettanteil bei Männern sollte zwischen 10 und 20 Prozent liegen, bei Frauen zwischen 20 und 30 Prozent.

Setzen Sie sich ein Ziel

Sie haben sich entschieden abzunehmen? Wichtig ist nun vor allem eines: Setzen Sie sich realistische Ziele. Wenn Sie sich zu viel auf einmal vornehmen, sind Sie womöglich schnell enttäuscht. Ganz nach dem Motto: Lieber langsam abnehmen, dafür dauerhaft. Gehen Sie in kleinen Etappen vor, die Sie auch erreichen können. Haben Sie etwas Geduld, vor allem dann, wenn die Pfunde anfangs nur langsam weichen. Das ist ganz normal, schließlich haben Sie an Gewicht ja auch auf diese Weise zugenommen und nicht innerhalb von ein paar Tagen.

Notieren Sie doch einfach einmal ein paar Tage lang, was Sie essen und trinken. Und schreiben Sie auch Ihre Gefühle dazu. Sie werden erstaunt sein, was dabei herauskommt.

MEIN PERSÖNLICHER **DIÄTPLAN**

Datum:	Mein Gewicht:
Mein Body-Mass-Index:	Fettfreie Körpermasse:
Mein Ziel (Gewicht):	
Meine Ziele (persönlich):	
Wie viel möchte ich pro Woche abnehmen:	

Warum der Körper sein Gewicht verteidigt

Bestimmt haben auch Sie bereits eine (oder mehrere?) dieser so genannten Crash-Diäten hinter sich und festgestellt, dass diese wahrlich selten von dauerhaftem Erfolg gekrönt sind. Man nimmt zwar ab, nach der Diät aber dafür umso rascher wieder zu. Der Grund: Diäten bedeuten meist Verzicht und Frust und sind obendrein häufig von kurzer Dauer. Die Versprechen sind vielfältig: »Zehn Kilo leichter in zehn Tagen« oder »In zwei Wochen zur Bikinifigur«. Das, was man sich über viele Monate hinweg angefuttert hat, soll sich innerhalb von kürzester Zeit in Luft auflösen? Eigentlich wissen wir es ja ganz genau: Das kann gar nicht funktionieren. Trotzdem fallen wir immer wieder darauf herein. Der Wille ist da, vor allem aber der Wunsch, dass es dieses Mal ausnahmsweise vielleicht doch klappt.

Crash-Diäten bewirken letztendlich nur eines: Das Gewicht schaukelt sich durch die vielen Hungerkuren stetig nach oben. Jetzt heißt es Geduld aufbringen.

Fakt ist, wer seine Ernährung nicht dauerhaft und langfristig umstellt, wird sicher nicht abnehmen – im Gegenteil, die Pfunde sind oft schneller und in größerer Menge wieder da, als sie vorher mühevoll verjagt wurden.

Der Jo-Jo-Effekt

Die meisten Diäten gleichen einem zu engen Korsett: Sie wissen genau, was Sie tun dürfen und was nicht. Sich das Essen zu verkneifen, fällt Ihnen nicht schwer, denn schließlich wird das strikte Befolgen des Diätplans mit Erfolg auf der Waage belohnt. Das Ganze hat nur einen Haken: Mit Beendigung der Diät, legen Sie das auferlegte Korsett ab und fallen zurück in Ihr altes Ernährungsmuster. Sie gönnen sich endlich den Schweinebraten oder das Stückchen Sahnetorte, das Sie sich so lange verkneifen mussten. Verständlich! Ja, allzu verständlich! Nur zu schade, dass Ihr Körper, vielmehr der Stoffwechsel, kein so großes Verständnis zeigt und jede Kalorie, jedes Gramm Fett, das er bekommen kann, gnadenlos bunkert. Er muss ja gewappnet sein für schlechtere Zeiten. Und Ihr Körper weiß genau, dass sie wieder kommen werden.

Sie müssen essen, um abzunehmen

Essen macht Spaß. Und nicht nur das, es gehört zu den schönsten Dingen des Lebens. Ganz automatisch drehen sich die Gedanken während einer Diät ausschließlich um das Essen: Sie träumen von Brötchen mit fingerdick Nutella darauf, schwelgen in Bergen von Spaghetti bolognese oder sehnen sich schlichtweg nach einem ganz konventionellen Käsebrot. Essen bedeutet Zufriedenheit, Glücksgefühl und Geselligkeit, ist aber vor allem eines: der Treibstoff, ohne den unser Körper nicht richtig funktionieren kann.

Sie dürfen also keinen Hunger haben, wenn Sie abnehmen möchten. Dann passiert nämlich genau das, was Sie nicht wollen: Der Körper bemerkt schnell, dass die zur Verfügung stehende Energie nicht ausreicht und fährt den Grundumsatz herunter. Auf diese Weise werden weniger Kalorien verbrannt. Ein Schutzmechanismus, der seit Tausenden von Jahren in unseren Genen verankert ist.

Um bis zu 40 Prozent kann der Körper seinen Bedarf senken. Nach der Diät dauert es manchmal bis zu einem halben Jahr, bis der Organismus wieder normal arbeitet. Und genau in dieser Zeit nehmen Sie sehr schnell wieder zu. Auch wenn Sie weniger essen als zuvor. Das bedeutet: Sie müssen Ihren Körper ganz langsam wieder daran gewöhnen, dass er die Energiemenge bekommt, die er braucht, und zusätzlich mit Sport ankurbeln. Erst dann gibt er auch wieder her, was er nicht braucht: überschüssiges Fett.

TIPP

So umgehen Sie den Jo-Jo-Effekt

- Versuchen Sie, langsam abzunehmen. Reduzieren Sie die Energieaufnahme keinesfalls auf weniger als 1200 Kalorien pro Tag, das akzeptiert Ihr Körper.
- Bringen Sie mit Bewegung Ihren Grundumsatz auf Trab. Ist er einmal angekurbelt, bleibt er für einige Stunden auf höherem Niveau. So werden rund zehn Prozent mehr Energie verbraucht.

DER STOFFWECHSEL

DER STOFFWECHSEL

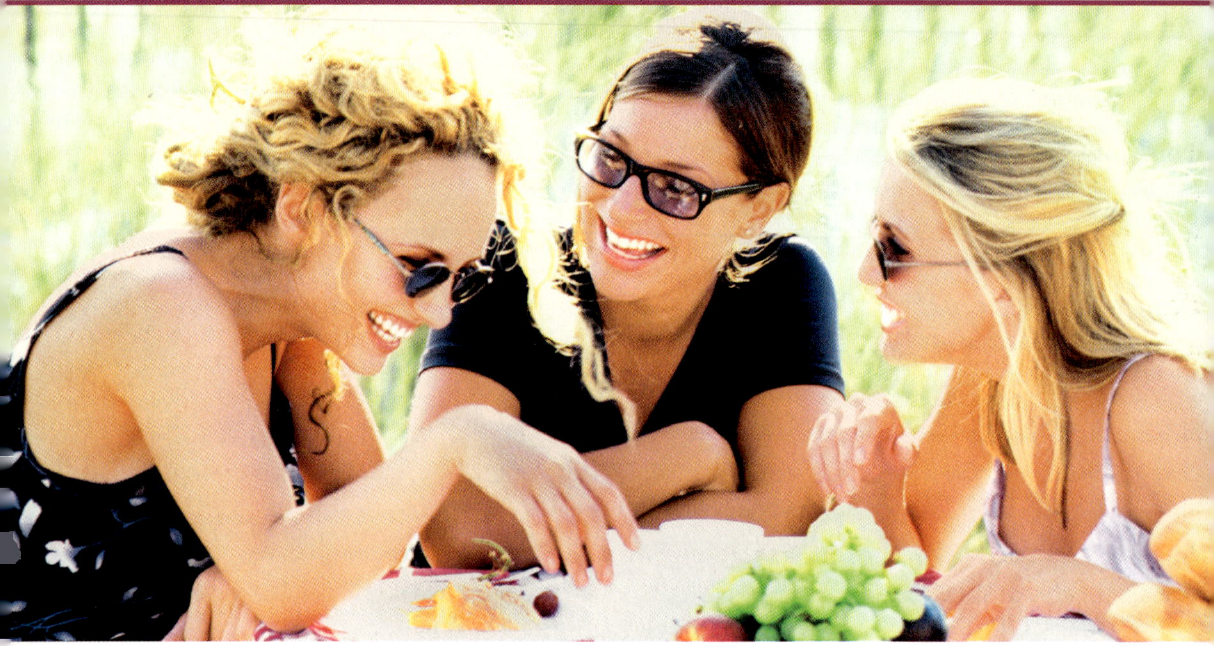

Das Leben ist manchmal ungerecht. Ihre Freundin hat mit der letzten Diät in zwei Wochen rund drei Kilo abgenommen. Wohingegen bei Ihnen die Pfunde an den Hüften kleben. Woran das liegt? Ganz einfach, an der individuellen Stoffwechselgeschwindigkeit.

Auf- und Abbau von Nährstoffen

Was bedeutet Stoffwechsel?

»Lecker duftet das Essen aus der Küche« denken Sie sich, und schon kommt in Ihrem Körper ein Mechanismus in Gang, den die Wissenschaft als Stoffwechsel bezeichnet. Genau genommen eigentlich erst dann, wenn der erste Bissen in Ihren Mund wandert. Beispielsweise ein Stück Lasagne, also Nudeln, Hackfleisch, Käse, Tomaten und Gewürze. Für den Körper ist aber nicht die genaue Auflistung der Zutaten von Bedeutung, sondern vielmehr die enthaltenen Nährstoffe wie Kohlenhydrate, Eiweiß, Fett, Vitamine und Mineralien. Diese benötigt er zur Erhaltung lebenswichtiger Funktionen. Stoffwechsel bedeutet also, die Umwandlung von aufgenommener Nahrung in Energie, Haut, Haare, Muskeln, Hormone und auch Fettgewebe. Ob dieser Vorgang schnell oder langsam abläuft, ist von Alter, Geschlecht, genetischen Faktoren, aber auch von Ernährungsweise und körperlicher Aktivität abhängig.

Unterschiedliche Bedürfnisse

Gerecht ist das wirklich nicht. Es gibt Menschen, die futtern sich durch Spaghettiberge wie Mama Miracoli und bleiben dabei schlank wie eine Spargelstange. Andere hingegen brauchen nur kurz vor einem Fast-Food-Restaurant zu parken, um gleich darauf von Tausenden von Fettzellen bestürmt zu werden. Woran das liegt? Am individuellen Stoffwechsel, denn er bestimmt, welche Lebensmittel gut und welche schlecht verwertet werden können. Und er ist der Grund, warum Diäten nicht bei allen gleich gut funktionieren.

Ganz egal, wie viel überschüssige Pfunde auf Ihren Hüften lagern, wichtig ist vor allem eines: den Grund für Ihr Übergewicht herauszufinden.

Ein Patentrezept für die Idealfigur gibt es nicht

Stellen Sie sich einmal vor, was ein Eskimo antworten würde, wenn Sie versuchen würden, ihn von der neuen Ananas-Diät zu überzeugen. Das kann gar nicht funktionieren. Ein traditionell lebender Eskimo isst nämlich bis zu 4 Kilogramm Fisch pro Tag. Und der enthält eine ganze Menge Fett, die der Eskimo auch braucht, um den eiskalten Anforderungen der Arktis zu trotzen. Leider haben wir in den letzten Jahren viel zu viele Ernährungsgewohnheiten von anderen Kulturkreisen auf unsere Gesellschaft übertragen und dabei völlig vergessen, die individuellen Voraussetzungen zu beachten. Während große Kohlenhydratmengen beispielsweise für einen Marathonläufer oder einen norwegischen Waldarbeiter ideal sein mögen, stellt sich doch wirklich die Frage, ob dies auch die richtige Ernährung für einen Börsenmakler an der Wall Street ist.

DER **STOFFWECHSEL**

Sind doch die Gene schuld?

Fest steht also, wir müssen nicht die Menschen an die allgemein gültigen Ernährungsrichtlinien anpassen, sondern die Empfehlungen an die verschiedenen Personengruppen. Dabei spielt nicht nur die Klimazone eine Rolle. Auch Geschlecht, Alter, sportliche Aktivität und vor allem der individuelle Stoffwechsel haben einen entscheidenden Einfluss auf den Nährstoffbedarf. Ist also tatsächlich schon vor der Geburt in unseren Erbanlagen verankert, mit was für einem Körper wir uns durch das Leben bewegen?

Der Einfluss der Gene auf die Entwicklung von Übergewicht ist nach wie vor umstritten und wird mit 20 bis 70 Prozent angegeben. Studien mit adoptierten Kindern und getrennt voneinander aufwachsenden Zwillingen zeigen, dass das Gewichtsverhalten stark dem der leiblichen Eltern entspricht. Tritt Übergewicht innerhalb von Familien gehäuft auf, hat das also sehr wohl mit genetischer Veranlagung zu tun. Aber nicht nur, denn innerhalb von Familien werden auch bestimmte Verhaltensweisen weitergegeben. Fakt ist: Ob wir von Natur aus eher schlank oder dick sind, wird zum Teil durch die Erbanlagen festgelegt. Aber letztendlich entscheidet doch die selbst gewählte Lebens- und Ernährungsweise, ob und wie stark diese Erbanlagen zum Tragen kommen.

Neue Studien zeigen: Es liegt zum einen Teil an den Genen, doch auch Essgewohnheiten und persönlicher Lebensstil beeinflussen das Körpergewicht.

Individuelle Ernährung – eine nicht ganz neue Idee

Die Erkenntnis, dass jeder Mensch einen individuellen Stoffwechsel besitzt, ist wirklich nicht neu. Bereits in der Antike unterteilte der griechische Arzt Hippokrates seine Patienten in unterschiedliche Gruppen, je nach Beschaffenheit ihres Speichels und der Farbe ihrer Galle. Anhand von Pulsdiagnose legt man in der Traditionellen Chinesischen Medizin

(TCM) Ernährungstherapien für Patienten individuell fest. Und auch die 6000 Jahre alte indische Ayurveda-Lehre unterscheidet verschiedene Körpertypen. Farbe und Struktur von Haut und Haaren, Form und Größe des Körpers, Temperament und emotionale Merkmale weisen den Arzt auf den Körpertypus hin, geben Anhaltspunkte zur individuellen Diagnose und Therapie. Bereits 1940 unterschied Dr. William Sheldon in seinem Buch »The atlas of men« verschiedene Körpertypen und benannte sie ectomorph (dünn), endomorph (fettleibig) und mesomorph (muskulär).

Der Körper gibt viele Hinweise auf seine individuellen Bedürfnisse und signalisiert diese durch körperliche, geistige und verhaltensbezogene Merkmale.

Es gibt Langsam- und Schnellverbrenner

Wie lange es dauert, bis die aufgenommenen Nährstoffe vom Körper in Energie umgewandelt werden, hängt zum einen von den Bestandteilen der Mahlzeit ab, vor allem aber von der individuellen Stoffwechselgeschwindigkeit. Der US-Biochemiker Dr. Roger Williams von der Universität Texas fand bereits in den 50er Jahren heraus, dass Stoffwechselreaktionen bei verschiedenen Menschen unterschiedlich schnell ablaufen können. Rund 20 Jahre später behauptete Professor Dr. George Watson von der Universität Kalifornien in San Diego: »Es gibt zwei Verbrennungstypen, die die zugeführte Energie nicht effizient nutzen können, den Schnellverbrenner und den Langsamverbrenner«. Fest stand, beide Verbrennungstypen können Gewichtsprobleme bekommen, wenn sie sich nicht mit den für ihren Typ entsprechenden Nährstoffen ernähren.

Dr. William Kelley war einer der Ersten, der in den 70er Jahren Patienten aufgrund ihres individuellen Stoffwechseltyps behandelte. Und zwar mit Erfolg. Fortgeführt wurden seine Ansätze unter anderem von William Wolcott, der in 20-jähriger Arbeit ein praktisch anwendbares 3-Typen-Modell entwickelte.

WICHTIGE NÄHRSTOFFE

WICHTIGE NÄHRSTOFFE

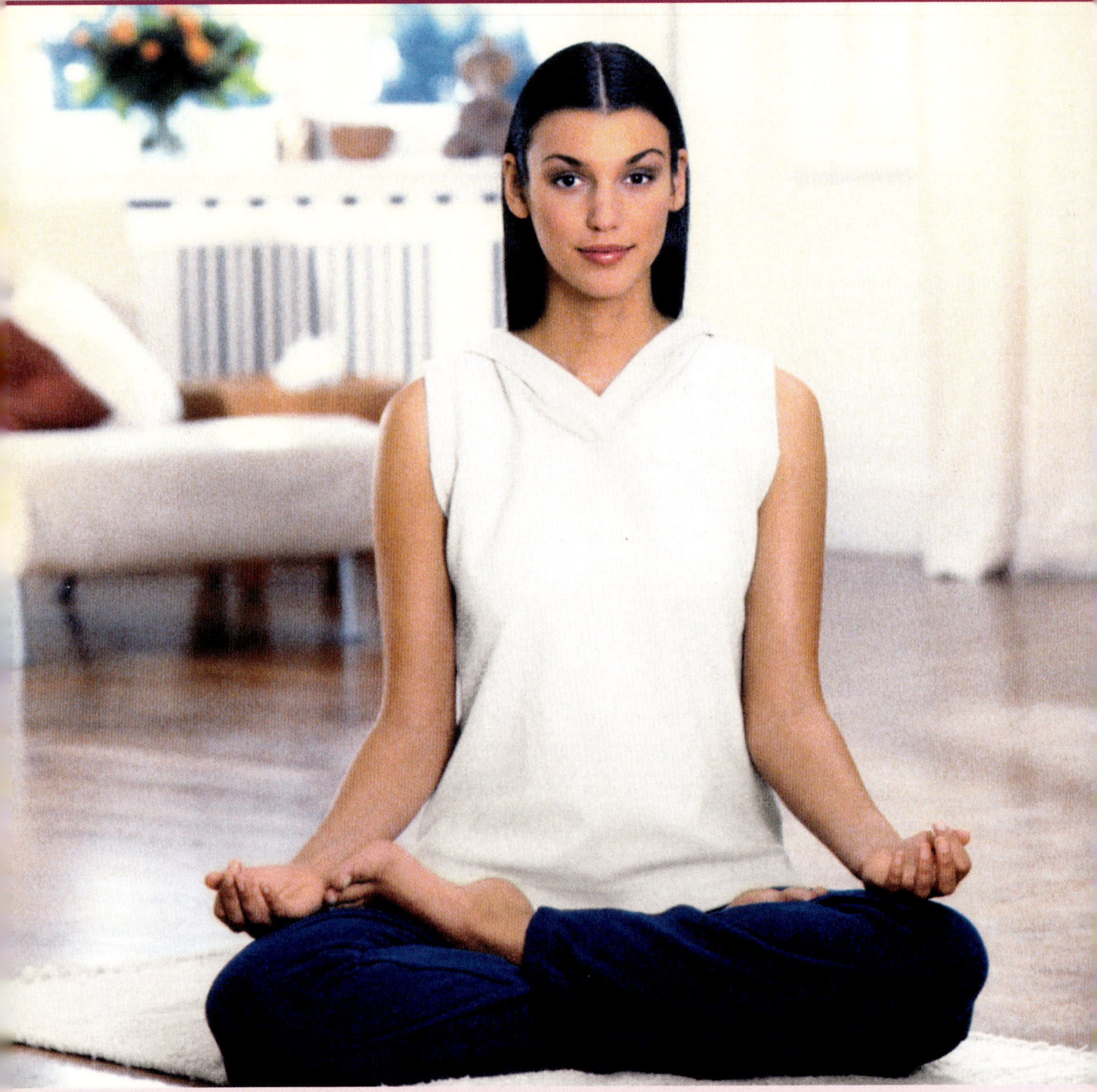

Energie gewinnt unser Körper aus der täglichen Nahrung. Entscheidend sind dabei die Menge, gute Qualität und ein ausgewogener Mix. Denn neben Kalorien benötigt der Organismus Nährstoffe, um optimal zu funktionieren. Die unentbehrlichen Drei sind: **Fett, Kohlenhydrate und Eiweiß.**

Energie kann man essen

Fit durch Fett

Fett. Schon das Wort klingt ungesund. Menschen, die auf ihre Gesundheit achten, gehen damit sparsam um. Sie zählen die Fettaugen in der Suppe, strafen die Schweinshaxe mit Verachtung und würden am liebsten die Butter vom Brot kratzen. Zu viel Fett macht dick, erhöht den Cholesterinspiegel und das Risiko für einen Herzinfarkt, so predigten seit Anfang der 80er Jahre Forscher aus Amerika. Die Fettzufuhr wurde durch Light- und fettfreie Produkte gesenkt, die Kalorienzufuhr blieb aber gleich und wurde durch entsprechend höhere Mengen an Kohlenhydraten kompensiert. Und was passierte? Obwohl der Fettkonsum um mehr als zehn Prozent gesenkt wurde, stieg die Zahl an Übergewichtigen ungebrochen an.

TIPP

Hungern bringt nichts. Fehlen dem Körper Nährstoffe, Vitamine oder Mineralien, läuft der Stoffwechsel nur auf Sparflamme und das Fett bleibt auf den Hüften liegen.

Warum Fett Ihr bester Verbündeter ist

Nach Angaben des Statistischen Bundesamtes, Wiesbaden, sind in Deutschland mittlerweile 58 Prozent der Männer und 41 Prozent der Frauen übergewichtig. Die Frage, ob diese Ernährungsempfehlungen wirklich richtig sind, ist also durchaus berechtigt. »Es ist nicht das Fett, das dick macht, Schuld sind alleine die Kohlenhydrate«, behauptet Dr. Walter Willet von der Harvard Medical School in Boston und erklärt Fett zu einem wichtigen Verbündeten für Figur und Gesundheit. Er leitet die weltweit größte Studie mit rund 300 000 Testpersonen. Daten aus dieser »Nurses' Health Study« fanden keinen Zusammenhang zwischen fettarmer Ernährung und einer schlanken Figur oder einem geringeren Herzinfarktrisiko. Im Gegenteil, die Testpersonen nahmen durch eine fett- und eiweißreiche Kost sogar ab, weil sie einfach weniger Hunger hatten.

WICHTIGE NÄHRSTOFFE

Hatte Atkins doch Recht?

Bereits vor drei Jahrzehnten – genau genommen im Jahr 1973 – hat Dr. Robert Atkins empfohlen, mit besonders fett- und eiweißreicher Ernährung abzunehmen. Von Steak, Butter, Sahne, Wurst und Quark könne man so viel essen, wie man wolle – nur Kohlenhydrate (Brot, Nudeln, Reis und Kartoffeln) standen auf seiner Verbotsliste. Diese Diätform wurde damals von der internationalen Ernährungswissenschaft abgelehnt, da zu ungesund, zu einseitig und vor allem zu fett.

Nun, viele Jahre später, bestätigen einige aktuelle Studien die Empfehlungen von Dr. Robert Atkins – wenn auch nur im Ansatz! Untersuchungen des Duke University Medical Centers belegen z. B., dass Probanden durch eine fett- und eiweißreiche Kost mehr Gewicht verloren als durch eine fett- und eiweißreduzierte Ernährung.

Pflanzenöle sind gesünder

Nicht die Fette, sondern die Kohlenhydrate in der Nahrung sind für die Entwicklung von Übergewicht verantwortlich, so die These von Dr. R. Atkins.

Wir brauchen Fett – und zwar jeden Tag ein gewisses Pensum. Denn Fett macht fit, es umschmeichelt den Gaumen, es sättigt und enthält lebensnotwendige Vitamine und Fettsäuren. Es kommt allerdings auf die Zusammensetzung an. Und das ist der Grund, weshalb die Empfehlungen von Dr. Robert Atkins nur im Ansatz richtig oder zumindest nicht für alle Stoffwechseltypen geeignet sind. Denn er legt keinen Wert auf optimierte Fettqualität. Gerade in diesem Punkt sind sich aber ausnahmsweise alle Wissenschaftler einig: Nur die gesättigten Fettsäuren, wie sie vor allem in tierischen Produkten wie Schweinefleisch, Wurst, Butter, Käse und Eiern vorkommen, sind ungesund und machen dick.

Wenn Sie also die Wahl haben, setzen Sie in Ihrer täglichen Ernährung auf die ungesättigten Fettsäuren aus Pflanzenölen,

Nüssen und Fisch. Sie sind wichtig für die Nervenfunktionen, stabilisieren die Zellwände, halten die Arterien elastisch und verbessern die Cholesterinwerte. Omega-3-Fettsäuren aus Leinöl, Nüssen oder Fisch beschleunigen in besonderer Weise den Fettabbau im Gewebe und die Fettverbrennung in der Muskulatur.

SETZEN SIE AUF DAS **RICHTIGE FETT**

Vom Aufbau sind sich die Fette zunächst alle sehr ähnlich: chemische Verbindungen mit jeweils drei Fettsäuren. Welche Fettsäuren am Aufbau beteiligt sind, das macht den eigentlichen Unterschied aus.

Gesättigte Fettsäuren

Das sind die eigentlichen Dickmacher. Hier heißt es sparsam sein. Der Grund: Die gesättigten Fettsäuren kann der Körper selbst bilden und sie deshalb auch umso leichter speichern. Sie sind unseren eigenen Fettpolstern sehr ähnlich und wandern so vom Teller direkt in die Fettzellen.

Grundsätzlich gilt: Je fester ein Lebensmittel ist, desto mehr gesättigte Fettsäuren sind enthalten. Viel steckt z. B. in allen tierischen Produkten wie Wurst, Fleisch oder Käse. Doch schlimmer sind die Fette, die man auf den ersten Blick gar nicht sieht. Ob in Fertigprodukten, Streichwurst, Kuchen oder Gebäck, hier verstecken sich mehr ungesunde Fette, als Sie eigentlich vermuten.

Ungesättigte Fettsäuren

Sie erkennt man an einer eher weichen bis öligen Konsistenz. Hier unterscheidet man zwischen einfach ungesättigten und mehrfach ungesättigten Fettsäuren.

Der bekannteste Vertreter der einfach ungesättigten Fettsäuren ist das Oliven- oder Rapsöl. Zur großen Gruppe der mehrfach ungesättigten Fettsäuren zählen alle hochwertigen Pflanzenöle. Die wertvollen Omega-3-Fettsäuren stecken vor allem in fetten Meeresfischen wie Lachs, Makrele oder Thunfisch. Wer zweimal pro Woche Fisch isst, tut nicht nur seiner Gesundheit, sondern auch seiner Figur etwas Gutes.

Verzichten Sie nicht völlig auf Fett. Der Körper braucht es, um gesund und fit zu bleiben. Fischfette sind gut fürs Herz, Pflanzenöle liefern wertvolles Vitamin E.

WICHTIGE **NÄHRSTOFFE**

DIE **KOHLENHYDRATE**

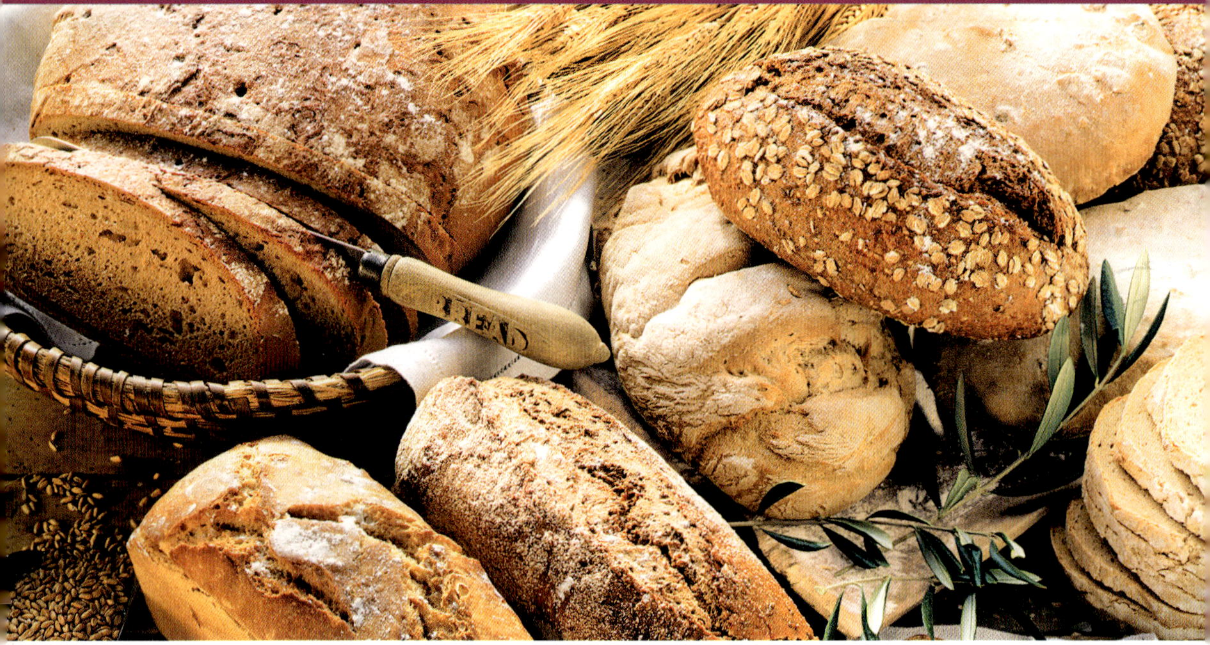

Die Low-Carb-Welle hat längst Deutschland erreicht. Doch macht es tatsächlich Sinn, Brot, Müsli und Vollkornprodukte komplett vom Speiseplan zu streichen?

Kohlenhydrate geben Kraft

Low Carb – Amerika denkt um

Seit dem riesigen Erfolg der Diätbestseller Atkins- und der South-Beach-Diät stehen die Kohlenhydrate als Dickmacher in Verruf. Umfragen zufolge zählt jeder dritte Amerikaner inzwischen Kohlenhydrate statt Kalorien. Die Frage ist nur, macht es überhaupt Sinn, Brot und Pasta gänzlich vom Speiseplan zu streichen? Anerkannte Ernährungsexperten, wie Dr. Walter Willet, Prof. Loren Cordain oder Prof. Dr. Ludwig, meinen »Ja«. Und eine Vielzahl kontrollierter wissenschaftlicher Studien gibt ihnen Recht, weisen einen größeren Gewichtsverlust durch diese Diätform nach. Im Gegensatz hierzu plädiert die Deutsche Gesellschaft für Ernährung nach wie vor auf die These: »Nur, wer reichlich komplexe Kohlenhydrate und Ballaststoffe verzehrt, kann abnehmen.« Und der Erfolg zahlreicher

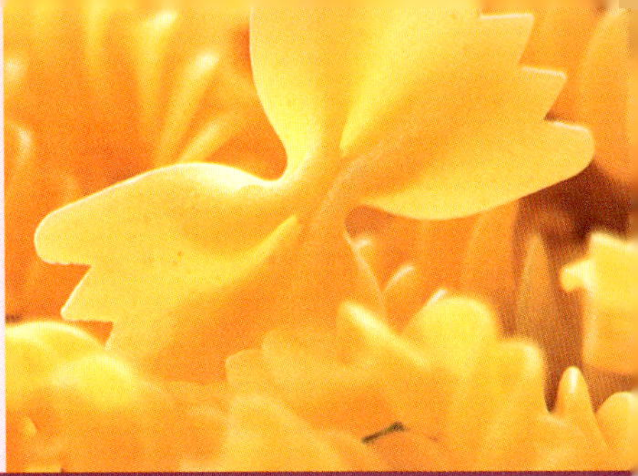

abnehmwilliger Studienteilnehmer beweist: »Durch den hohen Kohlenhydratanteil sättigt eine solche Diät besser und langanhaltender als eine fett- und eiweißbetonte Kost«. So haben beide Ansätze auf ihre Weise Recht: Sie gelten jeweils für einen bestimmten Personenkreis, sind für Menschen mit einem zu schnellen oder zu langsamen Stoffwechsel die ideale Ernährungsform. Doch sie sind nicht die allgemein gültige Patentlösung für alle sechs Milliarden Menschen auf dieser Erde.

Neues aus der Forschung: die individuelle Ernährung

Es gibt also keine allgemein gültige Ernährungsform, die für alle Menschen anwendbar ist. Nicht nur Herkunft, auch Geschlecht, Alter und sportliche Betätigung haben einen entscheidenden Einfluss auf den Nährstoffbedarf. Auf diese Tatsache hat nun auch das amerikanische Landwirtschafts- und Ernährungsministerium reagiert und steckt seit Anfang des Jahres 2003 sehr viel Geld in die Renovierung ihrer altehrwürdigen Ernährungspyramide.

Und einfach haben es sich die Erbauer der neuen Pyramide garantiert nicht gemacht. Die zehn Jahre alten Ernährungsempfehlungen wurden grundlegend überdacht, neueste Forschungsergebnisse berücksichtigt, ausgiebig diskutiert und auf die unterschiedlichen Bedürfnisse verschiedener Personengruppen zugeschnitten. Und der Aufwand hat sich gelohnt, denn es gibt unzählige Studien, die beweisen: Man kann nicht eine Ernährungsform für alle Menschen gleichermaßen verordnen. Frauen brauchen beispielsweise weniger Kalorien als Männer, Kinder mehr Kalzium als alte Menschen, Sportler mehr Kohlenhydrate als Bewegungsmuffel. Den aktuellen Stand der Renovierungsarbeiten können Sie unter www.cnpp.usda.gov verfolgen.

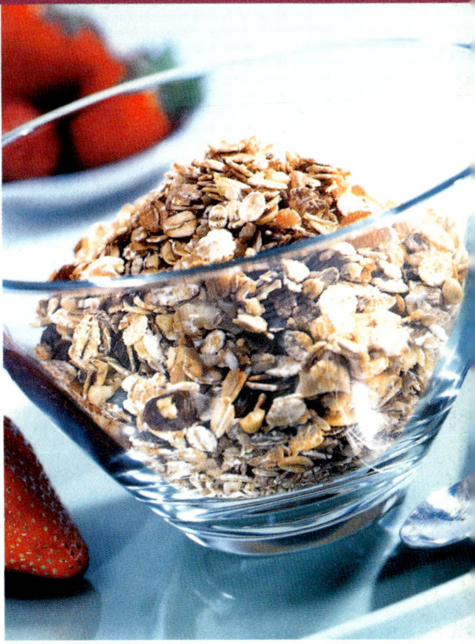

Ballaststoffe aus Vollkornprodukten und Müsli machen lange satt, sind gut fürs Herz und halten den Darm in Schuss. Nur zucker- und stärkereiche Kohlenhydrate machen dick.

WICHTIGE **NÄHRSTOFFE**

Kraftmaschinen für Körper und Geist

Fest steht: Der Körper braucht Kohlenhydrate. Zwar nicht als lebensnotwendigen Baustoff, wie Eiweiß und Fett, sehr wohl aber als Energielieferant. Wir benötigen die Kohlenhydrate, damit wir schnell zum Bus rennen können oder die Kraft haben, kiloschwere Umzugskartons in den dritten Stock zu tragen. Und das Wichtigste: Um unser Gehirn mit Glucose zu versorgen. Komplexe Kohlenhydrate aus Obst, Gemüse oder Getreide lassen den Blutzucker nur langsam ansteigen, machen satt und versorgen den Körper langfristig mit Energie.

Die Sache mit dem glykämischen Index

Fett- und eiweißreiche Lebensmittel wie Fisch, Fleisch oder Milchprodukte haben sehr niedrige Glyx-Werte, da sie ja meist keinerlei Kohlenhydrate enthalten.

Essen wir stattdessen zucker- oder stärkereiche Lebensmittel wie Weißbrot, Gebäck oder Süßigkeiten, steigt der Blutzuckerspiegel an. Daraufhin schüttet die Bauchspeicheldrüse Insulin aus, um den durch die Kohlenhydrate ausgelösten, erhöhten Blutzuckerspiegel wieder zu senken. Je höher ein Lebensmittel den Blutzucker ansteigen lässt, desto höher ist auch sein glykämischer Index (Glyx). Der Grund, weshalb diese Kohlenhydrate dick machen? Ganz einfach. Durch das darauf folgende Absinken des Blutzuckerspiegels werden recht schnell Heißhungergefühle ausgelöst. Noch schlimmer aber: In diesem Zustand, wo der Blutzuckerspiegel erhöht ist, werden die zugleich aufgenommenen – oder im Verdauungstrakt befindlichen – Fette in die Zellen eingesperrt, können nicht verbrannt werden und lagern sich im Fettgewebe ein.

Die Menge macht's – die glykämische Last

Es spielt nicht nur der Glyx-Wert eine Rolle, sondern auch der gesamte Kohlenhydratgehalt des Lebensmittels. Berücksichtigt wird dies in der so genannten glykämischen Last (GL: »glycaemic load«). Ein Wert von weniger als 10, wird als eine niedrige, ein Wert von 11 bis 19 als eine hohe glykämische Last eingestuft. Alle Lebensmittel, deren glykämische Last über 20 beträgt, sollten Sie nur in kleinen Portionen verzehren. So fällt weder die Blutzuckerwirkung noch die Kalorienmenge zu sehr ins Gewicht.

Die Formel für die glykämische Last (GL): Glyx x Gramm Kohlenhydrate (der Portion), diesen Wert durch 100 teilen.

GLYKÄMISCHER INDEX (GLYX) UND GLYKÄMISCHE LAST (GL) VERSCHIEDENER LEBENSMITTEL

	Portion	Glyx	GL		Portion	Glyx	GL
Getreideprodukte				**Gemüse**			
Roggenvollkornbrot	30 g	58–64	8	Möhren, roh und gekocht	80 g	47–63	3
Weizenvollkornbrot	30 g	71–73	9	Grüne Erbsen, gekocht	80 g	48–53	3
Weißbrot (Weizen)	30 g	70	10	Grüne Linsen, gekocht	150 g	30–34	5
Vollkornspaghetti	180 g	37–42	16	Zuckermais	80 g	54–58	9
Brauner Reis, gekocht	150 g	55–60	18	Kidneybohnen	150 g	52	9
Weiße Spaghetti	180 g	44–47	21	Kartoffeln, gekocht	150 g	56–101	11–18
Cornflakes	30 g	81–84	21	Kartoffelbrei, instant	150 g	85–88	17
Langkornreis	150 g	56–58	23	Kartoffeln, gebacken	150 g	85–97	26
Milchprodukte				**Obst**			
Milch (Vollfett)	250 ml	27–31	3	Birne	120 g	38–40	4
Pudding	100 g	44–48	7	Wassermelone	120 g	72–85	4
Kakao aus fettarmer Milch	250 ml	34–38	9	Orange	120 g	42–45	5
Süßes				Apfel	120 g	38–40	6
Popcorn, ungesüßt	20 g	72–89	8	Kiwi	120 g	53–59	6
Orangensaft	250 ml	50–54	13	Ananas	120 g	59–67	7
Fanta	250 ml	68–74	23	Weintrauben	120 g	46–49	8
Schokoriegel	60 g	65–68	26	Banane	120 g	48–56	12

Quelle: Ernährungsumschau 51 (2004) Heft 3

WICHTIGE **NÄHRSTOFFE**

EIWEISS

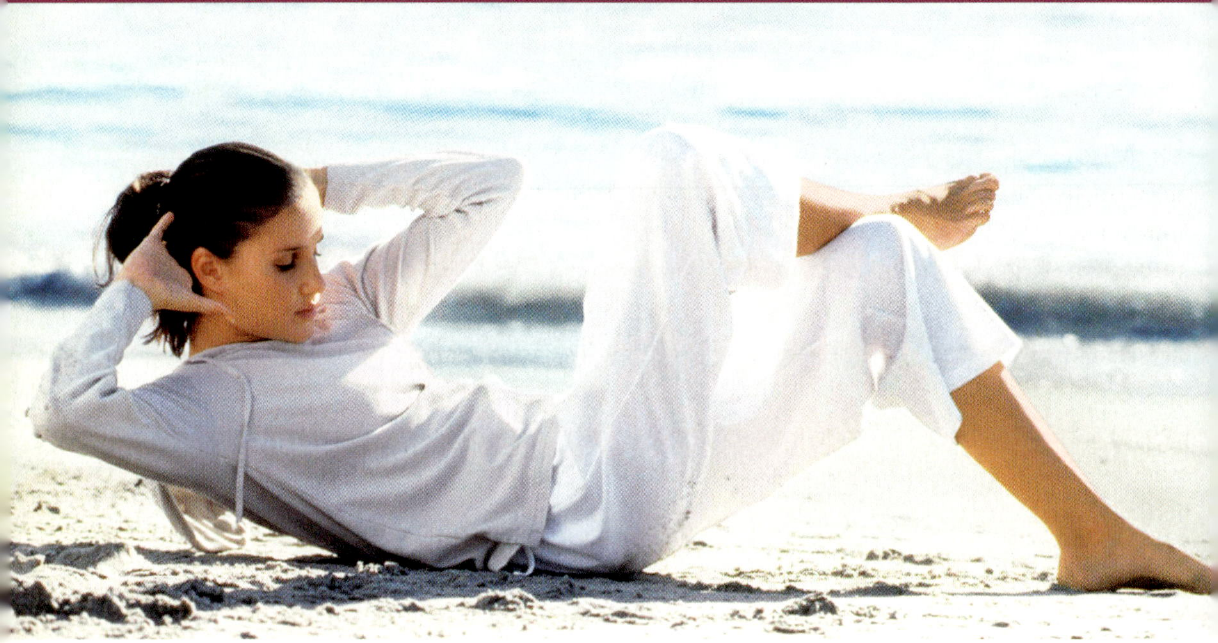

Ohne Eiweiß läuft in Ihrem Körper gar nichts. Dieser besteht nämlich – abgesehen von Fett und Wasser – aus Eiweiß. Gerade sportlich aktive Menschen müssen auf eine ausreichende Versorgung achten.

Eiweiß ist ein Schlankmacher

Warum Ihr Körper Eiweiß braucht

Eiweiß ist der wichtigste Grundbaustein Ihrer Zellen. Es wird zur Bildung von Muskeln, Gewebe, Haaren und Organen benötigt. In Form von Muskeln, Enzymen und Hormonen ist Eiweiß an allen wichtigen Funktionen im Körper beteiligt. Es besteht aus einzelnen Bausteinen, den Aminosäuren. Von 20 Aminosäuren sind 9 essenziell, das heißt der Körper kann sie nicht selbst herstellen, sondern muss sie aus proteinreicher Nahrung herausfiltern. Am besten gelingt dies mit tierischem Eiweiß aus Fleisch, Fisch, Eiern oder Milch. Auch in Obst, Gemüse, Nüssen und vor allem Sojaprodukten und Hülsenfrüchten sind Aminosäuren enthalten – allerdings kann sie der Körper nicht ganz so gut verwerten.

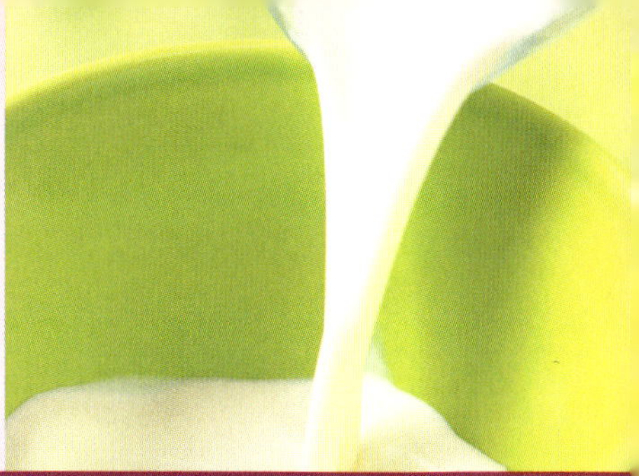

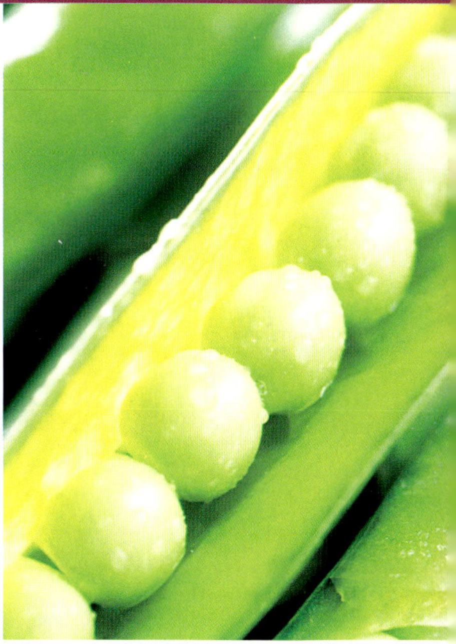

Hülsenfrüchte gehören zu unseren hochwertigsten Eiweißlieferanten. Das pflanzliche Eiweiß hat einen entscheidenden Vorteil: es liefert praktisch kein Fett.

Streit der Experten

Ähnlich wie bei den Kohlenhydraten, streiten sich auch hier die Wissenschaftler, ob Eiweiß nun in hohen oder in geringen Mengen gesund sei. Die Empfehlungen variieren von 15 bis 35 Prozent der täglichen Kalorien in Form von Eiweiß aufzunehmen. Was ist der Grund, vor einer zu hohen Eiweißzufuhr zu warnen? Ganz einfach: Eiweiß steckt vor allem in tierischen Lebensmitteln wie Fleisch, Fisch, Eiern oder Milchprodukten. Und diese liefern neben Eiweiß auch gleichzeitig viel tierisches Fett und Cholesterin. Gerade diese sollen wir doch möglichst sparsam verwenden, oder nicht? Im Grunde ist das richtig. Doch Studien haben gezeigt, dass es vor allem darauf ankommt, wie wir unseren Eiweißbedarf decken. Magere Eiweißquellen wie Geflügel, Rinderfilet, Fisch, Nüsse und Hülsenfrüchte sind sogar in der Lage die Cholesterinwerte zu verbessern. Genauer gesagt, das schlechte LDL-Cholesterin zu senken und das gute HDL-Cholesterin anzuheben.

Abnehmen kann jeder – zumindest kurzfristig

Bekommt der Körper im Zuge einer Diät weniger Energie, als er benötigt, muss er von den eigenen Reserven zehren. Prima, denken Sie sich: Schließlich wären ja genug Fettpölsterchen da, die Ihrer Ansicht nach nur allzu gerne geplündert werden dürfen. Doch bis diese an der Reihe sind, dauert es eine Weile. Als Erstes zapft der Körper nämlich die Glykogenreserven (gespeicherte Glucose) in Leber und Skelettmuskulatur an. Da mit jedem Gramm Glykogen aber auch etwa 3 Gramm Wasser abgebaut werden, scheint der Erfolg der Gewichtsreduktion gerade am Anfang einer Diät besonders hoch. Eine gute Motivation, doch noch ist kein Fett geschmolzen – das ist zunächst nur Wasser! Erst dann, wenn die Glykogenreserven erschöpft sind, speist der Körper seinen Energiebedarf aus den Fettdepots, aber auch aus wertvoller Muskelmasse.

Und jetzt kommt der entscheidende Punkt: Je weniger Eiweiß mit der Diät zugeführt wird, desto mehr wertvolle Muskelmasse wird verheizt. Und diese brauchen Sie unbedingt, um den Kalorienverbrauch im Körper zu erhöhen. Besonders dann, wenn Sie versuchen, Ihr Gewicht zu reduzieren. Um also möglichst viel Fett und dafür umso weniger Muskeleiweiß zu verlieren, ist es wichtig, dass Sie genügend Eiweiß aufnehmen. Nur so klappt es mit dem Abnehmen.

TIPP

Keine Angst vor zu viel Eiweiß

Studien der Uni Kopenhagen haben gezeigt: Durch eine proteinreiche Kost vergrößern sich die gesunden Nieren sogar leicht, um sich mit mehr Kapazität für die Mehrarbeit zu wappnen. (Nur Personen, die bereits Nierenschäden aufweisen, müssen aufpassen.) Wichtig ist dabei nur: Unterstützen Sie die Nieren, indem Sie viel, viel Wasser trinken.

Packen Sie Eiweiß auf Ihren Teller

Zu jedem Löffel Joghurt, den Sie essen, muss Ihr Körper Energie zuschießen, um das enthaltene Nahrungseiweiß in Körpereiweiß umzuwandeln. Das bedeutet: Proteine verbrauchen bei Ihrer Verstoffwechslung sogar Kalorien, anstatt welche zuzuführen. Nehmen Sie beispielsweise 100 Kalorien in Form von Eiweiß zu sich, benötigt der Körper 18 bis 25 Prozent dieser Energiemenge für die Verwertung der Nahrung. Bei Fett dagegen sind es nur zwei bis vier, bei Kohlenhydraten vier bis sieben Prozent. Und das Beste: Bekommt der Körper genügend Eiweiß, schüttet die Bauchspeicheldrüse statt Insulin dessen schlanken Gegenspieler Glukagon aus. Dieses Hormon mobilisiert das Fett aus den Depots und treibt es direkt in die Muskelzellen, wo es verbrannt wird.

Die richtige Menge

Wie viel Eiweiß Sie genau brauchen, hängt von Ihrem individuellen Stoffwechselprofil ab. Das finden Sie anhand des Fragebogens ab Seite 30 heraus. Doch es gibt eine Faustregel: Jeder Mensch benötigt in etwa 0,8 Gramm Eiweiß pro Kilogramm

Körpergewicht. Das bedeutet, eine 60 Kilogramm schwere Frau benötigt etwa 48 Gramm Eiweiß. Treiben Sie viel Sport oder sind Sie ein Eiweißtyp, benötigen Sie sogar etwas mehr.

Wertvolle Eiweißquellen

Bei Eiweiß denken wir meist an Fleisch oder Milchprodukte. Und daran gibt es auch nichts zu rütteln: Tierische Lebensmittel sind die hochwertigsten und wertvollsten Eiweißlieferanten. Das bedeutet, sie enthalten die ideale Kombination an essenziellen (unentbehrlichen) Aminosäuren. Wer also tatsächlich auf Milch und Eier verzichtet, muss geschickt kombinieren, damit keine Aminosäure fehlt. Am besten ist, Sie essen viele Hülsenfrüchte wie Bohnen, Linsen, Erbsen und Sprossen. Auch Getreidekörner, Vollkornprodukte, Reis, Haferflocken und alle Sojaprodukte haben einen relativ hohen Eiweißanteil und enthalten dabei sogar deutlich weniger Fett als tierische Quellen. So ist es vergleichsweise einfach, auch ohne Fleisch, auf den empfohlenen Tagesbedarf zu kommen.

Viele Mensche leiden unter Eiweißmangel, obwohl sie viel Eiweiß essen. Möglicherweise fehlen Vitalstoffe, können nicht genügend eiweißspaltende Enzyme gebildet werden, das Eiweiß kann nicht ins Blut gelangen.

HIER STECKT VIEL **EIWEISS** DRIN

Eiweißquelle	Eiweißzufuhr	Eiweißquelle	Eiweißzufuhr
200 g Magerquark	27 g Eiweiß	60 g Linsen	14 g Eiweiß
100 g Hähnchenbrustfilet	25 g Eiweiß	60 g Kichererbsen	12 g Eiweiß
100 g Räucherlachs	25 g Eiweiß	125 g Tofu	10 g Eiweiß
100 g Schweinefilet	22 g Eiweiß	25 g Parmesankäse	10 g Eiweiß
60 g Sojabohnen	20 g Eiweiß	250 ml Kefir	10 g Eiweiß
150 g Haferflocken	20 g Eiweiß	1 Ei	7 g Eiweiß
100 g Garnelen	18 g Eiweiß	200 g Joghurt	7 g Eiweiß
100 g Kabeljau	17 g Eiweiß	250 g Spinat	7 g Eiweiß
50 g Erdnüsse	15 g Eiweiß		

FRAGEBOGEN

Test: Welcher Typ sind Sie?

Bestimmen Sie Ihr individuelles Stoffwechselprofil

Sie essen immer, wenn Sie Hunger haben? Oder halten sich tagsüber mit Möhrchen über Wasser, um sich dann abends ausgehungert eine Pizza zu bestellen? Essen Sie lieber Orangen oder Schokolade? Sind Sie gesellig oder gerne alleine? Nehmen Sie leicht zu oder eher nicht? Springen Sie morgens taufrisch aus dem Bett oder sind Sie oft antriebslos? Mit den folgenden 50 Testfragen können Sie herausfinden, welcher Stoffwechseltyp Sie sind und welche Ernährung für Sie am besten geeignet ist. Kreuzen Sie die Antwort an, die Ihnen am nächsten liegt.

Körperliche Merkmale

1. PRIMA **KLIMA**

a. Am liebsten mag ich es, wenn die Sonne scheint und es richtig heiß ist.
b. Ich liebe Herbststürme und lange Spaziergänge durch die Winterwelt.
c. Ich kann sowohl kaltes als auch warmes Wetter gut vertragen.

2. MORGEN**STUNDE**

a. Ich springe voller Energie aus dem Bett.
b. Ich komme morgens nur langsam in Bewegung.
c. Ich wache mit mittlerer Energie auf.

3. AUGEN**BLICKE**

a. Ich habe eher trockene Augen.
b. Meine Augen sind sehr feucht und tränen oft.
c. Meine Augen sind durchschnittlich feucht.

4. GÄNSE**HAUT**

a. Ich bekomme oft eine Gänsehaut, auch wenn ich nicht friere.
b. Gänsehaut? Habe ich selten.
c. Kommt ab und zu vor.

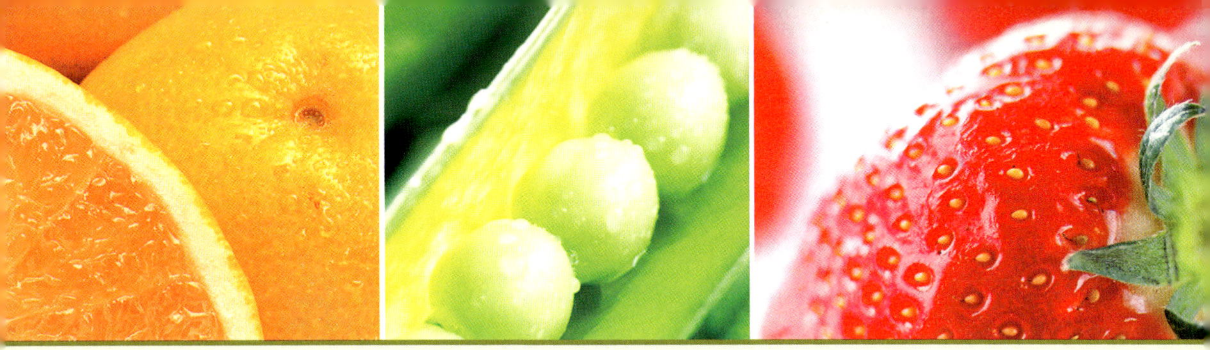

5. **NAGEL**PROBE

a. Meine Nägel sind dick, hart, stark.
b. Ich habe ständig Probleme mit brüchigen Nägeln.
c. Ich habe durchschnittlich dicke Nägel.

6. **ROT**BÄCKCHEN

a. Ich erröte bei der kleinsten Gelegenheit.
b. Ich erröte selten oder nie.
c. Ich erröte manchmal, wenn ich aufgeregt bin.

7. **GEWICHT**

a. Ich bin eher zu dünn.
b. Ich neige zu Übergewicht.
c. Mein Gewicht liegt im mittleren Bereich.

8. MEINE **HAUT**

a. ... ist eher trocken.
b. ... ist eher fettig.
c. ... ist normal fettig.

9. **NIESEN** MÜSSEN

a. Wenn ich nicht gerade krank bin oder eine Allergie habe, niese ich nie.
b. Ich niese eher häufig, oft auch nach dem Essen.
c. Ab und zu niese ich, ohne krank oder allergisch zu sein.

10. **PFUNDIG**

a. Ich muss mich schon anstrengen, um zuzunehmen.
b. Bei mir schlägt jede Kleinigkeit zu Buche.
c. Mein Gewicht bleibt immer ungefähr gleich.

Persönliche Merkmale

11. GEDULD **ÜBEN**

a. ... ist ein Fremdwort für mich.
b. Ich bin die Geduld in Person.
c. Gelegentlich werde ich schon mal ungeduldig.

12. MEINUNG

a. Ich diskutiere lieber, als nachzugeben.
b. Ich lasse dem anderen meistens seinen Willen.
c. Ich diskutiere nur, wenn es sein muss.

13. PÜNKTLICHKEIT

a. Ich kann es nicht ausstehen, wenn jemand zu spät kommt. Ich tue es schließlich auch nicht.
b. Eigentlich renne ich immer der Zeit hinterher.
c. Kommt vor, dass ich mich verspäte, aber selten.

14. EHRGEIZ

a. Ich arbeite sehr zielstrebig auf meine Ziele hin.
b. Ach, ich nehme alles, wie es kommt.
c. Ich bin durchschnittlich ehrgeizig.

15. KONZENTRATION

a. Wenn ich bei einer Sache bin, bringt mich nichts davon ab.
b. Ich lasse mich schon leicht ablenken.
c. Ich kann mich durchschnittlich konzentrieren.

16. GESELLIGKEIT

a. Ich bin eher ein Einzelgänger und genieße das Alleinsein.
b. Ohne meine Freunde und meinen Partner fühle ich mich wie ein halber Mensch.
c. Es ist schön, mal alleine zu sein, aber ich gehe auch gerne unter Menschen.

17. GEDÄCHTNIS

a. Ich kann mir leicht etwas merken.
b. Eigentlich bin ich eher vergesslich.
c. Ich habe ein durchschnittlich gutes Gedächtnis.

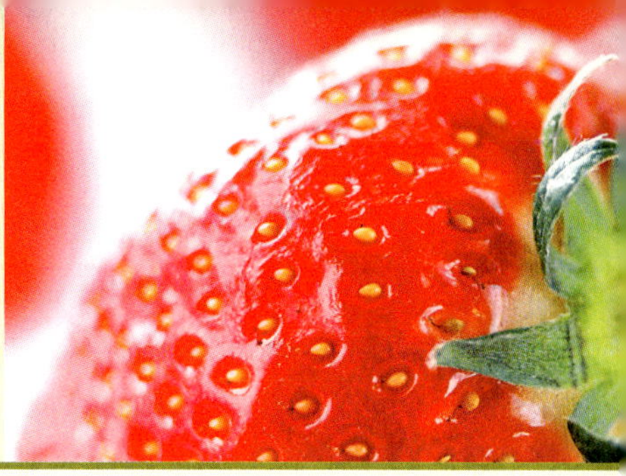

18. GUTEN **MORGEN**

a. Mein Tag beginnt meistens mit einer Tasse Kaffee, Tee oder einem Schluck Saft.
b. Ich habe morgens großen Appetit und nehme mir möglichst viel Zeit, um ausgiebig zu frühstücken.
c. Nach dem Aufstehen ist mein Appetit mal größer und mal kleiner.

19. **SONNTAGS**FRÜHSTÜCK

a. Wenn ich Zeit habe, esse ich in der Früh am liebsten Müsli, Obst oder Brötchen mit Marmelade.
b. Eier, Schinken, Käse oder Wurst gehören einfach zu einem ausgiebigen Frühstück dazu.
c. Herzhaftes und Süßes sind mir gleich lieb.

20. ICH ESSE **AM LIEBSTEN**

a. ... Salat, Nudeln, Vegetarisches, Süßspeisen.
b. ... Fleisch, Fisch, Käse oder Geflügel.
c. ... von allem etwas.

21. GUTE **NACHT?**

a. Ich schlafe jede Nacht durch.
b. Ich wache oft auf und muss etwas essen, um wieder schlafen zu können.
c. Es kommt ab und zu vor, dass ich nachts aufstehe, um eine Kleinigkeit zu essen.

22. **GEWICHTS**ZUNAHME

a. Wenn ich viel Fleisch und Fett esse, nehme ich zu.
b. Wenn ich viele Kohlenhydrate wie Brot, Nudeln oder Süßigkeiten esse, nehme ich zu.
c. Nur wenn ich sehr viel esse und mich wenig bewege, nehme ich zu.

23. ESS**GEWOHNHEITEN**

a. Ich denke nicht oft ans Essen und kann eine Weile auch ohne auskommen.
b. Ich muss oft essen, um mich fit und ausgeglichen zu fühlen.
c. Ich esse drei Mahlzeiten am Tag, so geht es mir am besten.

24. HUNGER**GEFÜHLE**

a. Hungergefühle habe ich selten und wenn, dann gehen sie auch schneller wieder vorbei.
b. Mein Magen fühlt sich immer leer an, deshalb esse ich eigentlich ständig etwas.
c. Hunger verspüre ich nur, wenn ich lange nichts gegessen habe. Zu den Essenszeiten habe ich ein normales Hungergefühl.

25. EINSTELLUNGS**SACHE**

a. Essen ist mir nicht besonders wichtig. Ich denke nur wenig daran und vergesse es manchmal ganz.
b. Ich esse sehr gerne, am liebsten in Gesellschaft.
c. Ich esse, wenn ich Hunger habe, und lasse nur selten ein Essen aus.

26. GANZ SCHÖN **GESALZEN**

a. Das Essen schmeckt mir oft zu salzig.
b. Ich gehöre zu den Menschen, die bereits zum Salzstreuer greifen, ohne überhaupt probiert zu haben.
c. Ich mag mein Essen nur leicht gesalzen, brauche wohl eine durchschnittliche Menge.

27. KAFFEE**LUST**

a. Mir geht es nach Kaffee richtig gut, ohne meine tägliche Ration komme ich überhaupt nicht in die Gänge.
b. Wenn ich Kaffee trinke, werde ich zittrig, nervös und aufgedreht.
c. Kaffee wirkt sich bei mir weder negativ noch positiv aus.

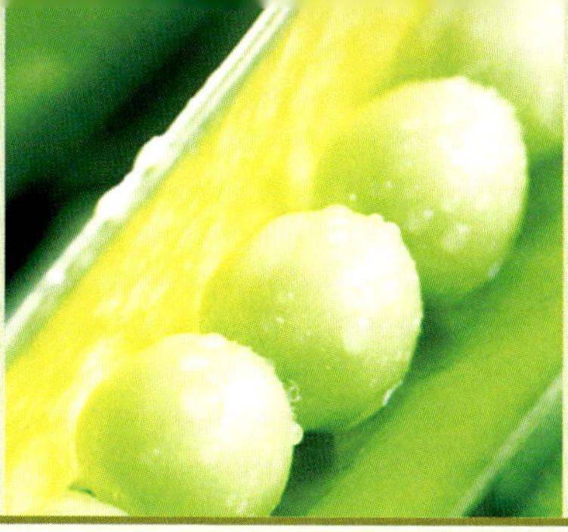

28. NACH DEM **ESSEN**

a. ... bin ich oft müde, erschöpft, energielos.
b. ... habe ich richtig viel Energie.
c. ... geht es mir nicht anders als vorher.

29. MENGEN**LEHRE**

a. Große Portionen sind mir ein Gräuel, da vergeht mir der Appetit.
b. Mein Teller sollte nicht überladen, darf aber ruhig gut gefüllt sein.
c. Ich mag weder zu kleine, noch zu große Portionen.

30. NACH**TISCH**

a. Wenn ich nach dem Essen nichts Süßes kriege, fehlt mir etwas.
b. Ich mag lieber Herzhaftes, wie z. B. Käse.
c. Kommt ganz darauf an, wonach mir gerade ist.

31. ORANGEN**SAFT**

a. ... ersetzt mir manchmal eine Mahlzeit und gibt mir richtig viel Energie.
b. ... vertrage ich nicht so gut. Oft habe ich danach Hunger oder mir wird übel.
c. ... trinke ich zwischendurch ganz gerne, habe aber keine Wirkung festgestellt.

32. **WENN** ICH DIE WAHL HABE

a. ... esse ich zum Kaffee am liebsten Obstkuchen, Sandkuchen oder Plätzchen.
b. ... bevorzuge ich Sahnekuchen oder Buttercremetorte.
c. Ich esse jede Art von Kuchen oder Torten gleich gerne.

FRAGE**BOGEN**

33. SAUER **MACHT LUSTIG?**

a. Ich mag Saures nicht besonders.
b. Ich mag sehr gerne Saures.
c. Ich kann Saures essen, habe aber kein Verlangen danach.

34. **SWEET** DREAMS

a. Ich könnte von Süßigkeiten leben. Im Allgemeinen stillen sie auch meinen Appetit.
b. Süßigkeiten steigern nur kurz die Energie, dann will ich mehr Süßes oder fühle mich nicht wohl.
c. Ich esse gerne mal Süßes, aber meinen Appetit stillt es nicht.

35. BLATT FÜR **BLATT**

a. Salat reicht mir als Mittagessen vollkommen und hält mich lange satt.
b. Salat alleine ist doch kein Mittagessen! Den esse ich als Beilage.
c. Ich esse öfter einen Salat zu Mittag, aber bis zum Abendessen brauche ich schon noch etwas anderes.

36. MAGEN**KNURREN**

a. Ich kann längere Zeit auskommen, ohne etwas zu essen.
b. Wenn ich länger als vier Stunden nichts esse, bin ich reizbar, zittrig oder deprimiert.
c. Gibt es über einen Zeitraum von mehreren Stunden nichts zu essen, werde ich langsam hungrig.

37. HÄUFIG**KEIT**

a. Ich muss nicht oft essen, um fit zu sein. Ich kann ohne Probleme eine Mahlzeit auslassen.
b. Ich muss oft essen, um fit zu sein.
c. Ich fühle mich nicht besonders wohl, wenn ich eine Mahlzeit auslasse.

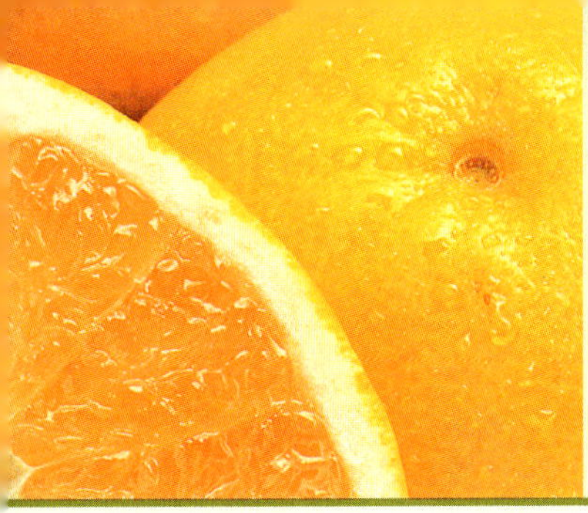

38. VER**DAUUNG**

a. Meine Verdauung ist eher schwach. Ich stoße oft auf, habe einen geblähten Bauch und muss darauf aufpassen, was ich esse.
b. Meine Verdauung ist gut und stark. Ich kann ohne Probleme alles essen.
c. Meine Verdauung ist ziemlich durchschnittlich. Es gibt nur wenige Lebensmittel, die ich nicht vertrage.

39. SCHLAFENS**ZEIT**

a. Wenn ich kurz vor dem Zubettgehen noch etwas esse, schlafe ich meistens schlecht.
b. Ich schlafe prima ein, selbst wenn ich zuvor richtig viel gegessen habe.
c. Wenn ich nicht zu viel esse, kann ich gut einschlafen.

40. **SCHLECHTE** LAUNE

a. ... habe ich selten. Ansonsten hebt ein Stück Schokolade meine trübe Stimmung.
b. ... bekomme ich meist dann, wenn ich Hunger habe und nicht gleich etwas esse.
c. ... hat bei mir ganz unterschiedliche Ursachen.

41. MITTAG**ESSEN**

a. Es genügt mir, mittags eine Kleinigkeit zu essen.
b. Ich freue mich jeden Tag wieder darauf und esse mit großem Genuss.
c. Mein Appetit ist von Tag zu Tag unterschiedlich.

42. **ABEND**ESSEN

a. Ist mir nicht so wichtig.
b. Am liebsten esse ich auch abends noch mal warm.
c. Manchmal koche ich groß auf, manchmal genügt mir ein Brot.

43. **SNACKS**

a. Esse ich selten.
b. Brauche ich häufig.
c. Gibt es nur gelegentlich.

44. **ICH NASCHE** GERNE

a. ... Süßes oder Obst.
b. ... Herzhaftes oder Nüsse.
c. ... Süßes oder Herzhaftes.

45. **HUNGER AM** NACHMITTAG

a. Nachmittags esse ich eigentlich nie, denn da bin ich satt vom Mittagessen.
b. Nachmittags brauche ich eine kleine Zwischenmahlzeit, sonst kann ich mich nicht mehr konzentrieren.
c. Gelegentlich esse ich auch am Nachmittag etwas.

46. **KARTOFFELN**

a. Gehören nicht zu meinen Favoriten.
b. Sind ein fester Bestandteil in meinem Speiseplan. Ich könnte sie jeden Tag essen.
c. Kann ich essen, habe aber kein besonderes Verlangen danach.

47. ROTES DUNKLES **FLEISCH**

a. Esse ich nicht besonders gerne: Es verringert meine Energie und macht mich müde.
b. Wenn ich abgespannt bin, gibt mir Fleisch mehr Energie.
c. Ich reagiere nicht besonders auf Fleisch, esse es ab und zu.

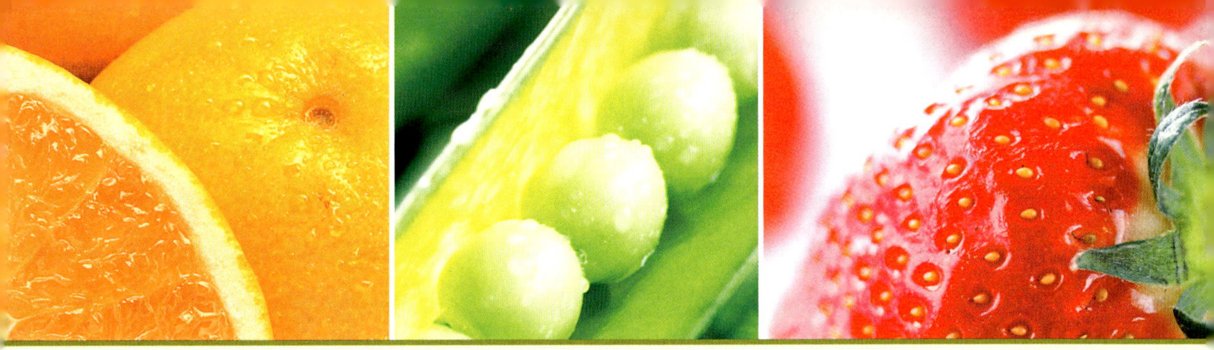

48. **FETTREICHES** ESSEN

a. Ich mag kein fettes Essen. Meist bin ich danach müde, lustlos und habe Verdauungsprobleme.
b. Durch fettes Essen fühle ich mich meist besser, zufriedener. Ich habe das Gefühl, genau das Richtige gegessen zu haben.
c. Macht mir keine Probleme.

49. **REAKTIONEN**

a. Sofern ich gereizt oder zornig bin, wird dies noch verstärkt, wenn ich Fleisch oder Fettreiches esse.
b. Mir ist aufgefallen, dass meine Gereiztheit nachlässt, wenn ich Schweres oder Fettreiches gegessen habe.
c. Manchmal verschwindet mein Zorn, wenn ich etwas esse. Es ist aber egal, was ich esse.

50. WENN ICH **DIÄT MACHE**

a. ... habe ich ein starkes Verlangen nach Süßigkeiten, Schokolade, Obst und Süßigkeiten.
b. ... denke ich ständig an herzhafte Speisen wie Fleisch, Salami, Chips oder Erdnüsse.
c. ... bin ich ziemlich diszipliniert.

TIPP

Bitte bewahren Sie den Fragebogen auf. Nehmen Sie in ein paar Jahren plötzlich grundlos an Gewicht zu, machen Sie den Test erneut. Manchmal kommt es vor, dass sich die Stoffwechselgeschwindigkeit im Laufe der Zeit ändert. Dafür gibt es viele Gründe, wie z.B. starke körperliche oder seelische Belastung, Stress, Alter.

DIE AUSWERTUNG

DIE AUSWERTUNG

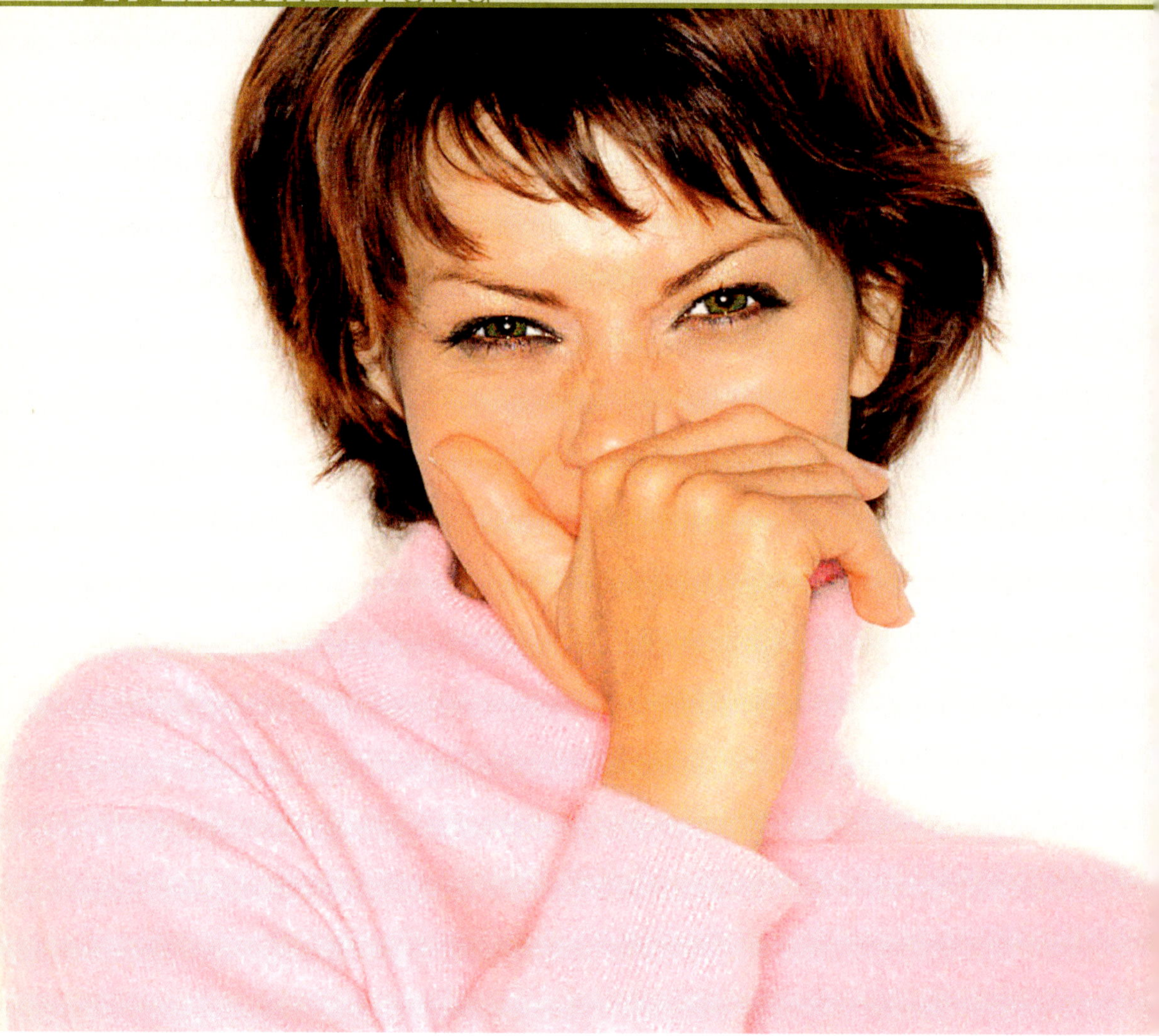

Die Auswertung

Geschafft! Um herauszufinden, welcher Stoffwechseltyp Sie sind, zählen Sie zusammen, wie oft Sie (a), (b) oder (c) angekreuzt haben und tragen Sie die Gesamtsumme hier unten ein:

a: ______ Punkte b: ______ Punkte c: ______ Punkte

1. Wenn die Punktzahl bei **a** am größten ist – also mindestens 5 Punkte mehr als bei **b** oder **c** –, dann sind Sie ein **Kohlenhydrattyp.** Näheres zu Ihrem Typ finden Sie ab Seite 44.

2. Wenn die Punktzahl bei **b** am größten ist – also mindestens 5 Punkte mehr als bei **a** und **c** –, dann sind Sie ein **Eiweißtyp.** Näheres zu Ihrem Typ finden Sie ab Seite 64.

3. Wenn die Punktzahl bei **c** am größten ist – also mindestens 5 Punkte mehr als bei **a** und **b** –, sind Sie ein E-Typ, also ein echter **Mischtyp.** Näheres zu Ihrem Typ finden Sie ab Seite 84.

4. Beim R-Typ, **dem relativen Mischtyp,** halten sich die Merkmale des Eiweiß- wie des Kohlenhydrattyps ungefähr die Waage. Er hat im Fragebogen in allen Kategorien etwa die gleiche Punktzahl oder zwischen **a** und **b** nicht mehr als 5 Punkte Unterschied. Näheres zu Ihrem Typ finden Sie ab Seite 84.

EIN TAGEBUCH **HILFT**

Egal welcher Stoffwechseltyp Sie sind: Tragen Sie während der Diät mindestens 14 Tage lang alles, was Sie essen und trinken, in die Tagebuch-Tabelle (in der hinteren Klappe) ein. Von Frühstück, bis zum Mitternachtssnack notieren Sie alles: die Uhrzeit, die Menge, was Sie dazu getrunken haben, wie Sie sich gefühlt haben, ob Sie alleine waren oder in Gesellschaft. Dieses Ernährungstagebuch wird Ihnen dabei helfen, zu erkennen, ob die Lust auf Kohlenhydrate, auf Süßes oder Fettreiches oder auch bestimmte Situationen oder Stimmungen an Ihren Gewichtsproblemen Schuld sind. Sie können genau überlegen, wo Ihre größten Ernährungsfehler liegen und wie Sie aktiv etwas dagegen tun können.

Damit Sie den Test immer wieder machen oder auch Freunden geben können, kopieren Sie sich am besten die Fragebogenseiten oder machen einfach eine Strichliste für (a), (b) und (c).

EIN KURZER ÜBERBLICK
DIE DREI STOFFWECHSELTYPEN

Der Kohlenhydrattyp
Typische Kennzeichen

Der Kohlenhydrattyp hat meist einen geringen Appetit, aber dafür ein umso größeres Verlangen nach Süßigkeiten. Er kocht nicht gerne, wenn dann vor allem vegetarische Gerichte. Sein Körperbau ist von Natur aus eher schlank. Schuld an möglichem Übergewicht ist die Vorliebe für Süßes.

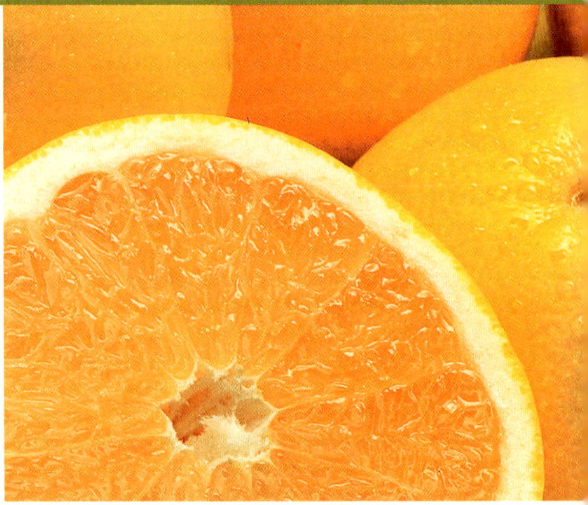

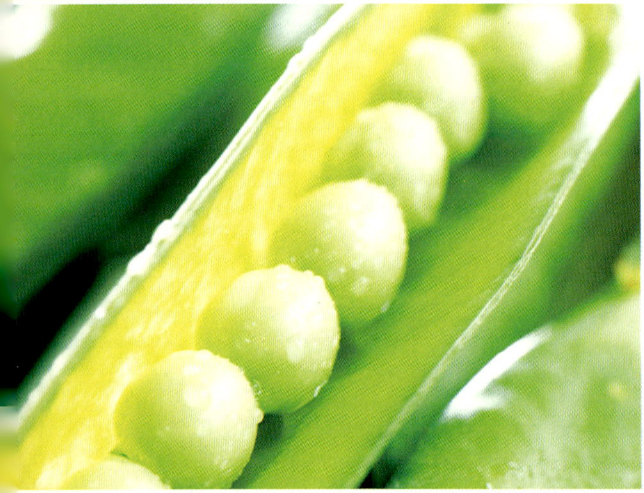

Der Eiweißtyp
Typische Kennzeichen

Der Eiweißtyp hat häufig Hunger und nimmt deshalb auch recht schnell zu. Er bevorzugt schwere Eiweißträger wie Fleisch und Milchprodukte, denn nur sie machen lange satt. Kochen und Essen spielt eine große Rolle, schon allein deshalb zeigen Diäten meist keinen dauerhaften Erfolg.

Der Mischtyp
Typische Kennzeichen

Der Mischtyp ist weder dem Eiweißtyp noch dem Kohlenhydrattyp eindeutig zuzuordnen. Er hat keine bestimmten Vorlieben und verträgt fast alle Lebensmittel gleich gut. Eine ernährungsbewusste Lebensweise ist ihm wichtig. Diese unterbricht er nur für eine Diät.

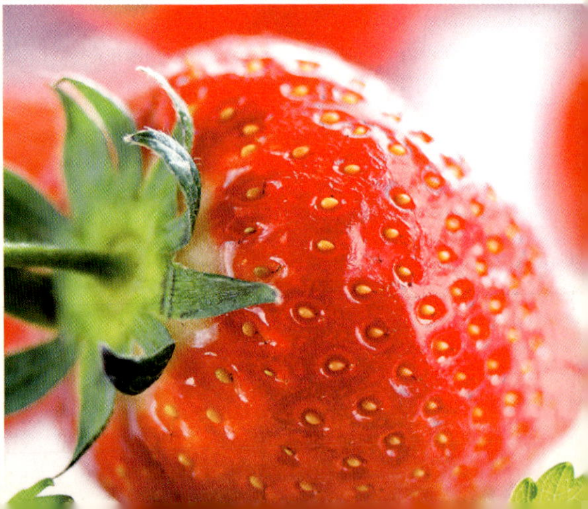

Der Kohlenhydrattyp

Der Stoffwechsel

Der Kohlenhydrattyp kommt mit einer fettarmen Mittelmeerkost am besten zurecht, denn Fett bremst den langsamen Stoffwechsel noch mehr. Ausreichend komplexe Kohlenhydrate (Obst und Gemüse) plus mageres Eiweiß versorgen den Organismus mit gleichmäßiger Energie.

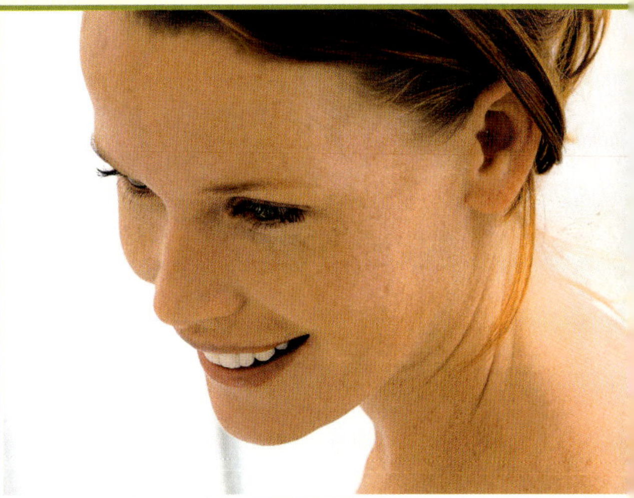

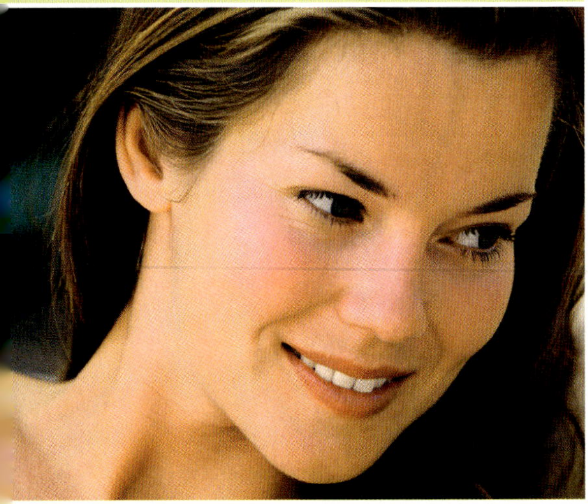

Der Eiweißtyp

Der Stoffwechsel

Der Stoffwechsel des Eiweißtyps läuft auf Hochtouren. Die aufgenommenen Kohlenhydrate werden viel zu schnell in Energie umgewandelt. Kalorien zählen führt zu nichts. Schuld an Übergewicht ist das fehlende Eiweiß, das in Kombination mit Fett den schnellen Stoffwechsel verlangsamt.

Der Mischtyp

Der Stoffwechsel

Eine optimale Mischung aus Eiweiß, Fett und Kohlenhydraten hält den Stoffwechsel des Mischtyps im Gleichgewicht. Gewichtsprobleme können nur bei einseitiger Ernährung entstehen. Ideal ist eine ausgewogene Mischkost mit viel frischem Obst und Gemüse.

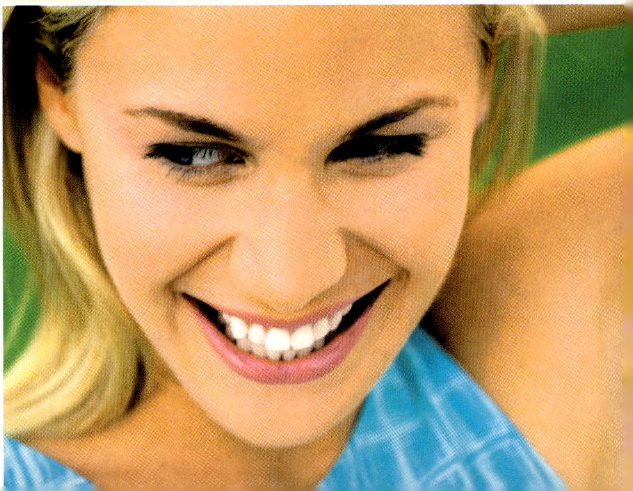

DER KOHLENHYDRATTYP

DER KOHLENHYDRATTYP

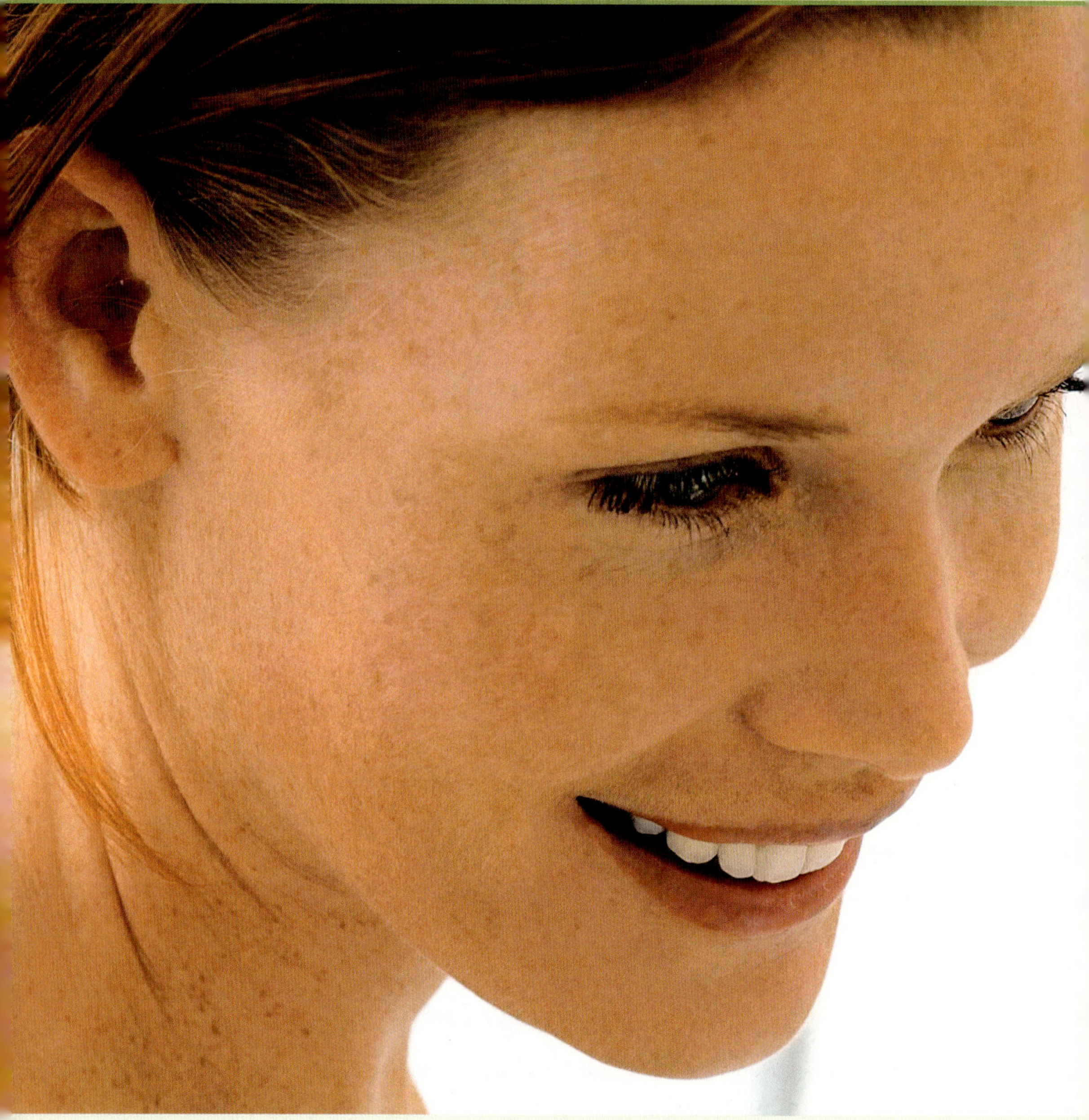

So kommen Sie in die Gänge. Als Kohlenhydrattyp brauchen Sie einfach mehr Brennstoff, um Ihren langsamen Stoffwechsel anzukurbeln.

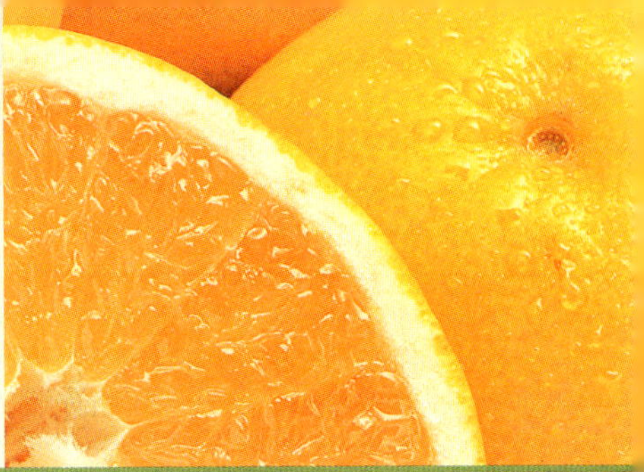

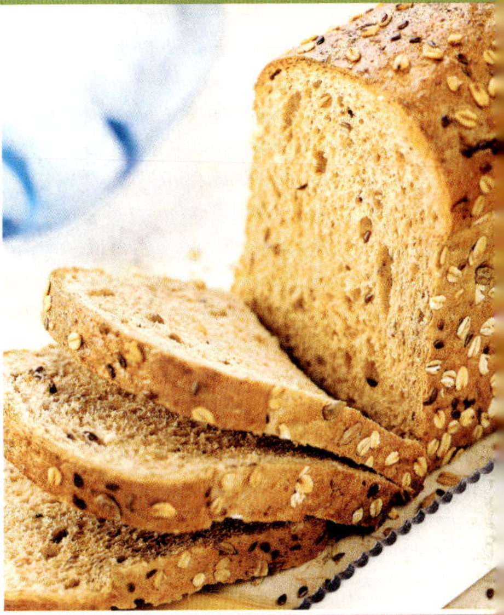

Antrieb für geruhsame Typen

Sie gehören nicht zu den Menschen, die sich über eine Einladung zum Schlachtplatte-Essen sonderlich freuen. Begriffe wie Leber-, Blutwurst oder Kesselfleisch sind Ihnen fremd, geschweige denn, dass Sie jemals auf die Idee kämen, so etwas zu essen. Wenn es Ihre Kollegen in der Mittagspause nach etwas Herzhaftem gelüstet, vertrösten Sie Ihren Magen lieber mit ein paar Keksen oder einem Eis. Nicht nur, weil Sie Süßes lieber mögen, sondern auch weil Ihnen eine große Fleischmahlzeit meist noch Stunden später schwer im Magen liegt.

Mehr Kohlenhydrate, um den Stoffwechsel anzukurbeln

Wie alle Kohlenhydrattypen sind auch Sie ein genügsamer Esser, Sie können ohne Probleme auf eine Mahlzeit verzichten. Sie beginnen den Tag süß und fallen mit einem Schokobetthupferl ins Bett. Sie können immer und zu jeder Tages- und Nachtzeit naschen – auch wenn Sie noch so hungrig sind. Das liegt daran, dass Sie einfach mehr Kohlenhydrate brauchen, um Ihre von Natur aus langsamere Energieerzeugung in den Zellen zu beschleunigen.

Im Gegensatz zum Eiweißtyp arbeitet Ihr Stoffwechsel nur mit halber Kraft, die aufgenommene Nahrung wird also viel langsamer in Energie umgewandelt. Das ist der Grund, weshalb Sie oft das Verlangen nach einfachen Kohlenhydraten verspüren, denn diese zuckerreichen Nahrungsmittel liefern Ihnen die am schnellsten verwertbare Energie. Dass diese Leckereien auch mit einem minimalen Kochaufwand verbunden sind, kommt Ihnen ebenfalls entgegen, denn Kochen und Essen spielen in Ihrem Leben nicht die Hauptrolle. Es gibt andere Dinge, die Ihnen viel wichtiger sind.

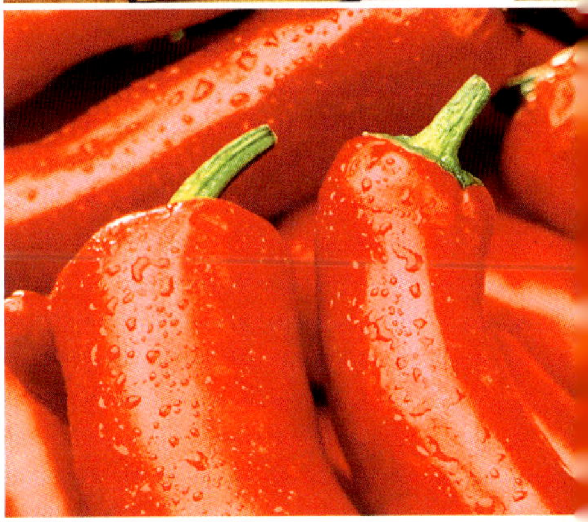

Scharfe Gewürze wie Chili oder Pfeffer heizen Ihrem gemächlichen Stoffwechsel ein und sorgen für gute Laune.

DER **KOHLENHYDRATTYP**

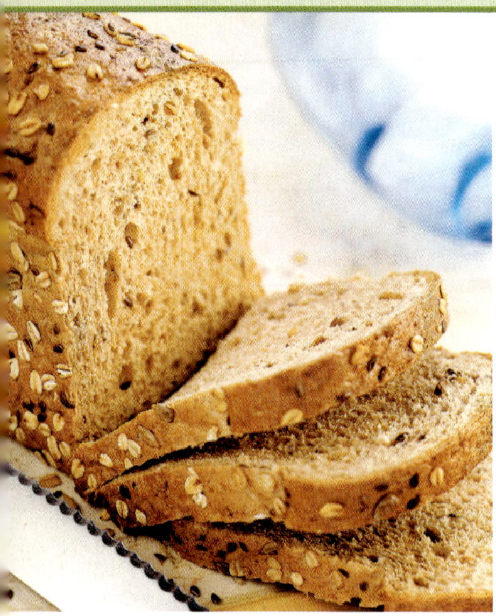

Vollkornbrot ist für Sie die bessere Wahl. Die komplexen Kohlenhydrate und Ballaststoffe versorgen Sie langfristig mit Energie.

Von Natur aus schlank

Beneidenswert! Kohlenhydrattypen sind meist schlank oder gehören zumindest zu den Menschen, die nur langsam an Gewicht zunehmen. Schuld an überschüssigen Pfunden – falls Sie die haben – ist allein Ihre Vorliebe für Süßes. Bekommt Ihr Körper statt gesunden Hauptmahlzeiten nur Schokolade und andere Leckereien zu essen, ist er ständig damit beschäftigt, die hohen Blutzuckerschwankungen mit Insulin auszugleichen. Schwimmt zu viel Insulin im Blut, wird die Fettverbrennung in den Zellen gehemmt und das Fett dort eingelagert.
Ein anderer Grund für Ihr zu hohes Gewicht? Sie essen einfach zu wenig. Bekommt Ihr Körper dauernd eine zu geringe Menge an Energie, schraubt er die ohnehin schon langsame Stoffwechselrate noch mehr herunter. Mit der Folge, dass Sie immer weniger Kalorien verbrauchen und so auch weniger essen brauchen, um zuzunehmen. Das ist der berühmte Jo-Jo-Effekt (siehe Seite 12). Diesem Kreislauf können Sie nur entkommen, indem Sie sich so ernähren, wie es Ihr genetisch festgelegter Stoffwechsel verlangt.

Essen, das Laune macht

Ob Schokolade, Gummibärchen oder Kekse: Süßes ist einfach stärker als Ihr Wille, denn es lockt den Glücksbotenstoff Serotonin. Das so genannte »Leichtigkeits-Hormon« sorgt dafür, dass wir uns wohl fühlen, verleiht uns ein ausgeglichenes, zufriedenes Lebensgefühl und vertreibt Stress, Kummer und Sorgen. Für schnelle, aber nur kurz anhaltende Glücksgefühle sind Süßigkeiten akzeptabel, doch es gibt eine ganze Menge figurfreundliche Alternativen, die länger anhaltend fröhlich und dabei vor allem nicht dick machen (siehe Tipp auf der nächsten Seite).

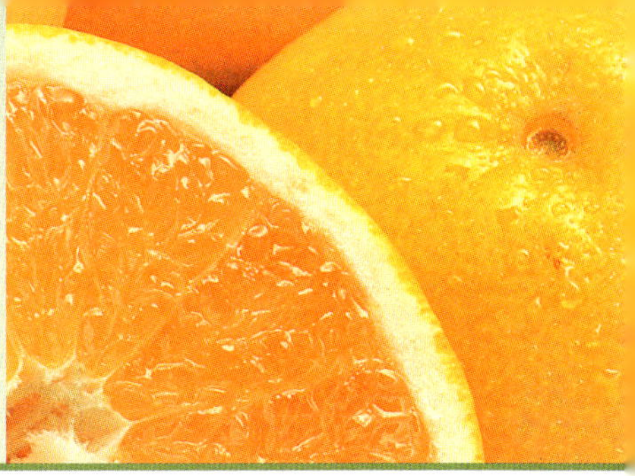

Schlank im Schlaf mit Dinner Cancelling

Die sensationelle Schlankwirkung des Wachstumshormons (HGH) wurde erstmals vom Wiener Hormonexperten Prof. Dr. Johannes Huber belegt. Er fand heraus, dass Menschen, die lange schlafen, seltener dick sind. Grund: Wer länger schläft, schüttet mehr Wachstumshormon aus, das in der Lage ist, Fett abzubauen. Dieses HGH wird aber nur dann freigesetzt, wenn wir uns in der nächtlichen Tiefschlafphase befinden. Also der Schlafzustand, der meist 30 Minuten nach dem Einschlafen beginnt und nach etwa 1 1/2 Stunden seinen Höhepunkt erreicht. Solange Magen und Darm allerdings mit der Verdauung eines üppigen Abendessens beschäftigt sind, läuft die Produktion nur auf Sparflamme. Essen Sie aber nach 17 Uhr nichts mehr, setzt der Prozess viel schneller ein und dem Stoffwechselhormon bleibt bis zum nächsten Morgen mehr Zeit, Fett ab- und Muskelmasse aufzubauen. Klingt gut. Warum also nicht jeden Abend fasten?

Ganz einfach, weil dann der berühmte Jo-Jo-Effekt eintritt: Ihr Stoffwechsel schraubt seine Geschwindigkeit noch weiter herunter, braucht also weniger Energie und bunkert so an einem »normalen« Tag die aufgenommenen Kalorien als Fett in den Zellen. Deshalb genügt es vollkommen, wenn Sie ein- bis zweimal pro Woche das Abendessen streichen.

Sie brauchen einfach mehr Brennstoff

Als Kohlenhydrattyp haben Sie einen langsameren Stoffwechsel als der Misch- oder der Eiweißtyp. Die zugeführte Nahrung wird also nicht so schnell und effektiv in Energie umgewandelt. Aus diesem Grund sollten Sie vor allem leicht verdauliche Lebensmittel essen, die wenig Fett und Eiweiß enthalten. Für eine optimale und effiziente Energieerzeugung, braucht Ihr

TYPTIPP

Joghurt heitert auf.
Das enthaltene Kalzium beruhigt die Nerven, der Eiweißbaustein Tryptophan hebt die Laune.

Scharf macht froh.
Würzen Sie kräftig mit Chili, Pfeffer oder Ingwer, die Scharfmacher machen Sie herrlich relaxt.

Schneller Glücks-Snack.
Bananen liefern den Glücksbotenstoff Serotonin frei Haus, so muss es vom Körper nicht einmal langwierig umgebaut werden.

Bewegung bringt's.
Vor allem, wenn Sie sich an der frischen Luft bewegen. Die Kombination von Sport, Sonne und Sauerstoff regt die Ausschüttung der körpereigenen Glücksstoffe an.

Körper in etwa 60 Prozent der Kalorien in Form von Kohlenhydraten, die verbleibenden 40 Prozent der Kalorien decken Sie mit 25 Prozent Eiweiß und 15 Prozent Fett ab. Keine Panik, Sie müssen sich nicht haargenau an die vorgegebenen Prozentzahlen halten. Es genügt vollkommen, wenn Sie versuchen, die Empfehlungen der hier abgebildeten Ernährungspyramide zu beherzigen. Sie sehen auf einen Blick, wie viel Portionen Sie von den jeweiligen Lebensmittelgruppen essen müssen, um auf die ideale Nährstoffverteilung zu kommen.

Schritt für Schritt zu mehr Gesundheit

Bitte fangen Sie jetzt nicht an, Ihre Portionen mit dem Messbecher genau abzuwiegen. Es geht vor allem darum, dass Sie ein Gefühl dafür bekommen, welche Lebensmittel Ihr Stoffwechsel braucht.

Die Pyramide besagt, je weiter unten ein Lebensmittel steht, desto gesünder ist es und desto mehr brauchen Sie davon. In der breiten Basis der Pyramide steht »Bewegung«, doch was hat die mit der Ernährungspyramide zu tun? Ganz einfach, sie ist der Boden auf dem das Bauwerk steht. Taugt der Untergrund nichts (»zu wenig Bewegung«), funktioniert auch die Pyramide nicht mehr. Nur über das Essen alleine, wird es nämlich ganz schön schwierig abzunehmen. Das Gleiche gilt für Getränke wie Wasser: Ohne ausreichend Flüssigkeit können die Nährstoffe aus der Nahrung nicht in die Zellen transportiert werden und der Stoffwechsel kommt nicht in Gang.

Da Kohlenhydrate einen Großteil Ihrer Ernährung (60 Prozent der gesamten Energiemenge) ausmachen, stehen Brot, Reis oder Nudeln ganz unten in der Pyramide, was bedeutet: Davon sollten Sie mehrmals am Tag (4 bis 5 Portionen) essen. Am besten in Vollkornqualität, denn die haben eine weniger hohe glykämische Last und versorgen den Körper langfristig mit Energie. Das gilt ebenso für die darüber stehenden, gut verwertbaren Kohlenhydrate, wie Obst, Gemüse, Hülsenfrüchte und Nüsse. Wenn möglich, essen Sie von diesen Gruppen je

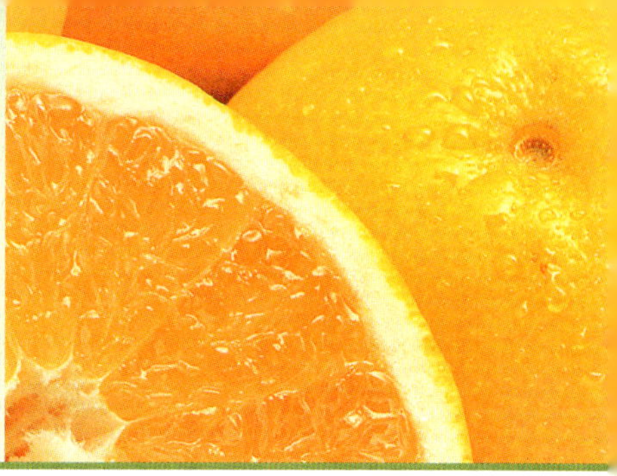

3 bis 4 Portionen und kombinieren sie mit hochwertigem Olivenöl (ca. 1 Esslöffel pro Tag) oder fettarmen Eiweißlieferanten wie Milchprodukten, Fisch, Geflügel (2 Portionen pro Tag). Denken Sie daran: Es genügt, wenn Sie ein Viertel Ihrer gesamten Kalorien in Form von Eiweiß aufnehmen. In die Spitze der Pyramide verbannt sind rotes Fleisch und Süßigkeiten. Der Grund für diese undankbare Position ist der hohe Fett-, bzw. Zuckeranteil. Für sie gilt deshalb: Bitte sehr sparsam genießen!

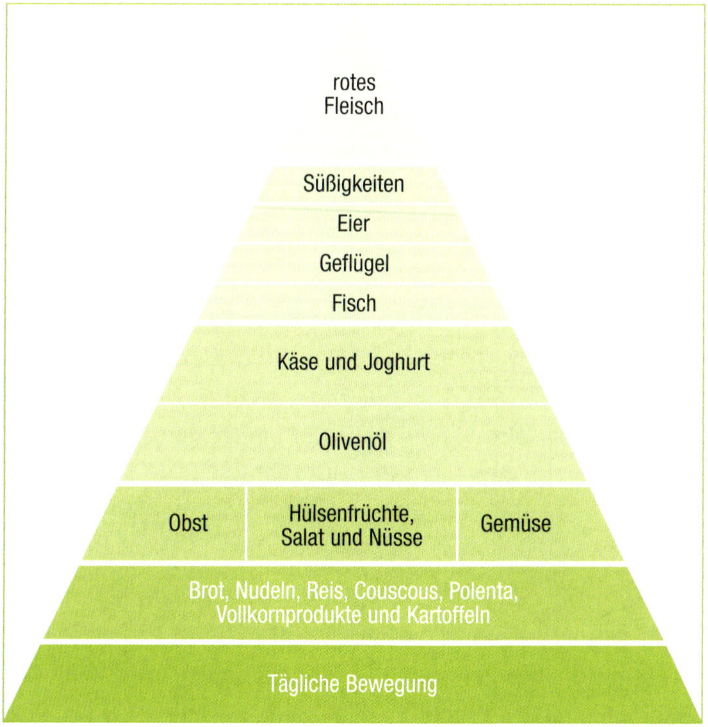

In Anlehnung an die Traditional Healthy Mediterranean Diet Pyramid – Oldways Preservation and Exchange Trust

TYPTIPP

Mengenlehre

Eine Portion entspricht in etwa:

Kategorie Getreide:
1 Scheibe Brot, 30 g Müsli oder 50 g Reis

Kategorie Obst und Gemüse:
100 g Obst, Gemüse oder 50 g gegarte Hülsenfrüchte oder 200 ml Saft

Kategorie Milchprodukte:
100 ml Milch, 100 g Joghurt, 60 g Hartkäse oder 50 g Frischkäse

Kategorie tierische Lebensmittel:
2 Eier oder 75 g Fleisch, Geflügel oder Fisch

DER **KOHLENHYDRATTYP**

Die wichtigsten Grundregeln auf einen Blick

Ausgewogene Mittelmeerkost

Übernehmen Sie möglichst viele Rezepte aus der Mittelmeerküche. Denn sie versorgt Ihren langsamen Stoffwechsel mit einer Fülle an pflanzlichen Kohlenhydraten aus Obst und Gemüse, gutem Olivenöl und hochwertigem Eiweiß aus Fisch, das den Stoffwechsel nicht noch weiter abbremst, sondern ihm sanft auf die Sprünge hilft.

Wer das Abnehmen zusätzlich beschleunigen will, streicht einmal pro Woche das Abendessen, denn dann schüttet der Körper nachts seinen wirksamsten Fatburner, das Wachstumshormon HGH aus.

Bevorzugen Sie fettarme Eiweiße

Fettreiche Eiweißträger wie Schweinebraten verlangsamen die Energieproduktion noch mehr und lassen Sie müde oder deprimiert werden. Bevorzugen Sie also fettarme Eiweißquellen wie Geflügel, Fisch, Joghurt, Käse oder Hülsenfrüchte. Sie liefern genau die Energie, die Sie brauchen.

Fette und Öle

Es genügt, wenn Sie 15 Prozent Ihrer Energie in Form von Fett aufnehmen. Bei 2200 Kalorien entspricht das in etwa 36 Gramm Fett pro Tag. Über die Hälfte steckt bereits in Fleisch, Fisch, Milch oder Käse. So bleiben noch 12 Gramm (1 Esslöffel) für Ihre Tagesdosis an hochwertigem Pflanzenöl.

Weniger süß

Zucker wirkt bei Ihnen anregend, daher neigen Sie schnell dazu, ihm zu verfallen. Er liefert jedoch nicht die langfristige und gleichmäßige Energie, die Sie eigentlich brauchen. Versuchen Sie es mit Fructose oder Honig, sie haben eine niedrigere glykämische Last. Künstlicher Süßstoff verstärkt das Verlangen nach Süßem noch mehr.

Brotzeit

Brot gehört zu Ihren wichtigsten Grundnahrungsmitteln. Wählen Sie die Vollkornvariante, denn sie liefert wenig Stärke, dafür mehr gesunde Ballaststoffe und macht länger satt.

Bitte frühstücken

Kohlenhydrattypen neigen dazu, ohne Frühstück aus dem Haus zu gehen. Sie sollten jedoch eine Kleinigkeit essen, damit der Blutzuckerspiegel nicht absinkt und kein Heißhunger aufkommt.

DIE BESTEN NAHRUNGSMITTEL FÜR DEN **KOHLENHYDRATTYP**

EIWEISS 25%		KOHLENHYDRATE 60%		FETT 15%	
Fleisch/Geflügel magere Sorten Hähnchenbrust Kaninchen Mageres Schweinefleisch Putenbrust Magerer Schinken Wachteln **Fisch** **Meeresfrüchte** magere Sorten Bachsaibling Forelle Fluss- und Rotbarsch Kabeljau/Dorsch Lachs, geräuchert Muscheln Schellfisch Seeteufel Stein- und Heilbutt Scholle, Wels Wolfsbarsch, Zander	**Vegetarische Quellen** Bohnen Brokkoli, Erbsen Fenchel, Grünkohl Kichererbsen Leinsamen Linsen, Mais Nüsse (in Maßen) Rosenkohl Schwarzwurzeln Sojaprodukte Sonnenblumenkerne Spargel, Spinat Sprossen (sonstige) Tofu, Weizenkeime **Milchprodukte** magere Sorten Buttermilch Fettarmer Joghurt Fettarmer Käse Fettarme Milch Hüttenkäse Kefir, Molke, Quark Schafskäse Ziegenkäse	**Vollkorn** Amaranth Basmatireis Brot (Vollkorn) Couscous, Dinkel Frischkornbrei Gerste, Haferflocken Hartweizennudeln Mais, Müsli Naturreis Pumpernickel Reis, Vollkorngebäck Vollkornkekse Vollkornprodukte Wildreis **Gemüse** Artischocken Aubergine Blattsalate Blumenkohl Brokkoli Brunnenkresse Erbsen, Fenchel Grünkohl, Gurke	Kohlrabi, Lauch Möhren, Mangold Rote Bete Rosenkohl Sellerie, Spinat Süßkartoffeln Tomaten, Weißkohl Zucchini, Zwiebeln **Früchte** Ananas, Apfel Aprikose, Banane Beeren, Birnen Datteln, Feigen Himbeeren Honigmelone Kirschen, Kiwi Mango, Nektarine Orange, Papaya Pfirsich, Pflaumen Rosinen Trockenfrüchte Weintrauben Zitrusfrüchte Zwetschgen	**Früchte/Samen** Ungesättigte Fettsäuren Avocado Kokosnuss Kürbiskerne Mohnsamen Pinienkerne Sesamsamen Sonnenblumenkerne **Nüsse** Ungesättigte Fettsäuren Cashewnüsse Erdnüsse Haselnüsse Kastanien Macadamianüsse Mandeln Paranüsse Pistazien Walnüsse	**Pflanzenöle** Ungesättigte Fettsäuren Erdnussöl Mandelöl Leinöl Olivenöl Rapsöl Sesamöl Sonnenblumenöl Traubenkernöl Walnussöl Weizenkeimöl

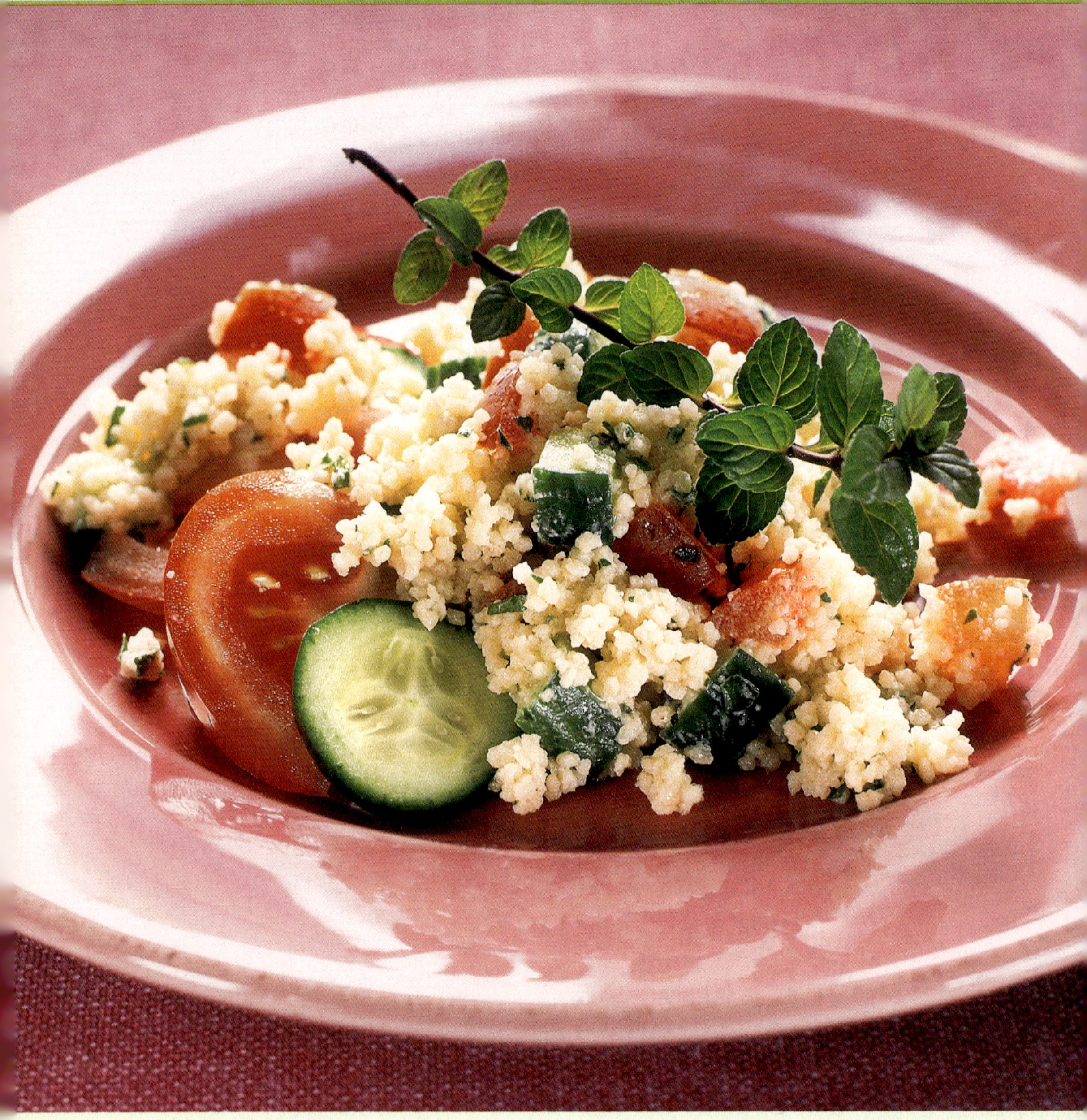

Couscous in Kombination mit buntem Gemüse und exotischen Gewürzen. Dieser Salat schmeckt nicht nur Ihrem Gaumen. Die enthaltenen Kohlenhydrate sind Brennstoff für Ihren Stoffwechsel.

1 TAG

Frühstück
Beeren mit Zimtjoghurt dazu 1 bis 2 Esslöffel Haferflocken
Seite 106

Mittagessen
Hähnchenbrust in Folie dazu Reis
Seite 140

Abendessen
Brokkolisalat
Seite 119

2 TAG

Frühstück
Tomaten-Kresse-Sandwich
Seite 108

Mittagessen
Ratatouille
Seite 123

Abendessen
Gurkensalat mit geräucherter Forelle dazu Brot
Seite 147

3 TAG

Frühstück
Mango-Lassi
Seite 111

Mittagessen
Penne mit frischem Pesto
Seite 127

Abendessen
Obatzter mit Pumpernickel
Seite 151

4 TAG

Frühstück
Vollkornbrötchen mit Apfelquark
Seite 109

Mittagessen
Minestrone mit Pesto
Seite 114

Abendessen
Satéspieße mit Erdnuss-Sauce
Seite 141

5 TAG

Frühstück
Grapefruit-Limetten-Joghurt mit frischen Feigen
Seite 107

Mittagessen
Minestrone mit Pesto (2. Portion)
Seite 114

Abendessen
Forelle in der Folie dazu Vollkornbaguette
Seite 133

6 TAG

Frühstück
Fitness-Shake dazu Vollkorngebäck nach Wahl
Seite 113

Mittagessen
Risotto mit Steinpilzen
Seite 129

Abendessen
Gazpacho
Seite 143

4-WOCHEN-**POWER**PLAN

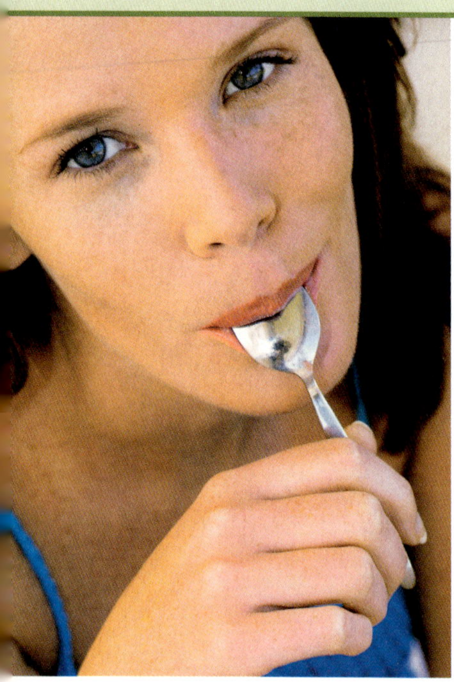

7 TAG

Frühstück
Frischkornmüsli mit Apfel
Seite 107

Mittagessen
Nudelsalat mit Pute und Basilikum
Seite 141

Abendessen
Orangen-Möhren-Suppe
Seite 117

8 TAG

Frühstück
Bananen-Erdbeer-Shake
Seite 111

Mittagessen
Spaghetti mit scharfer Tomatensauce
Seite 128

Abendessen
Tomaten-Mozzarella-Salat
Seite 146

9 TAG

Frühstück
Vollkorn-Sandwich mit Gemüsefüllung
Seite 145

Mittagessen
Couscous-Salat
Seite 124

Abendessen
Süßscharfe Bouillabaisse mit Kokosmilch
Seite 132

10 TAG

Frühstück
Gemischtes Müsli nach Wahl

Mittagessen
Rote-Bete-Suppe
Seite 117

Abendessen
Toskanischer Brotsalat
Seite 124

11 TAG

Frühstück
Kiwi-Orangen-Drink
Seite 112

Mittagessen
Tomatensalat mit Avocado dazu Vollkornbaguette
Seite 121

Abendessen
Chili con carne
Seite 137

12 TAG

Frühstück
Beeren mit Zimtjoghurt dazu 1 Esslöffel Müsli
Seite 106

Mittagessen
Chili con carne (2. Portion)
Seite 137

Abendessen
Rucola mit Parmesan dazu Vollkornbrötchen
Seite 121

13 TAG

Frühstück
Tomaten-Kresse-Sandwich
Seite 108

Mittagessen
Geflügelsalat mit Ananas
Seite 138

Abendessen
Antipasti-Gemüse dazu Brot
Seite 125

14 TAG

Frühstück
Frischkornmüsli mit Apfel
Seite 107

Mittagessen
Gemüsecrêpes dazu Antipasti-Gemüse (2. Portion)
Seite 123

Abendessen
Satéspieße mit Erdnuss-Sauce
Seite 141

15 TAG

Frühstück
Vollkorn-Sandwich mit Gemüsefüllung
Seite 145

Mittagessen
Scharfer Thai-Blumenkohl
Seite 125

Abendessen
Linguine mit frischen Tomaten und Rucola
Seite 128

16 TAG

Frühstück
Tomaten-Basilikum-Drink dazu Vollkorngebäck nach Wahl
Seite 113

Mittagessen
Ratatouille
Seite 123

Abendessen
Glasnudelsuppe
Seite 116

17 TAG

Frühstück
Italienisches Omelett dazu Brötchen
Seite 108

Mittagessen
Gebratener Kabeljau
Seite 132
dazu Gurkensalat
Seite 119

Abendessen
Gemüserohkost mit Guacamole Seite 150

4-WOCHEN-**POWER**PLAN

18 TAG

Frühstück
Grapefruit-Shake
Seite 112

Mittagessen
Spaghetti mit scharfer Tomatensauce
Seite 128

Abendessen
Toskanischer Brotsalat
Seite 124

19 TAG

Frühstück
Vollkornbrötchen mit Apfelquark
Seite 109

Mittagessen
Saltimbocca
Seite 136
dazu Gurkensalat
Seite 119

Abendessen
Tomatensuppe mit Limette
Seite 149

20 TAG

Frühstück
Grapefruit-Limetten-Joghurt mit frischen Feigen
Seite 107

Mittagessen
Penne mit frischem Pesto
Seite 127

Abendessen
Gurkensalat mit geräucherter Forelle dazu Brot
Seite 147

21 TAG

Frühstück
Tomaten-Kresse-Sandwich
Seite 108

Mittagessen
Gebratener Lachs mit Tomaten-Orangen-Salsa dazu Reis
Seite 131

Abendessen
Minestrone mit Pesto
Seite 114

22 TAG

Frühstück
Fitness-Shake
Seite 113

Mittagessen
Minestrone mit Pesto (2. Portion)
Seite 114

Abendessen
Rote-Bete-Suppe
Seite 117

23 TAG

Frühstück
Mango-Lassi
Seite 111

Mittagessen
Grünes Curry mit Pute
Seite 139

Abendessen
Tomaten-Salat mit Avocado dazu Brot
Seite 121

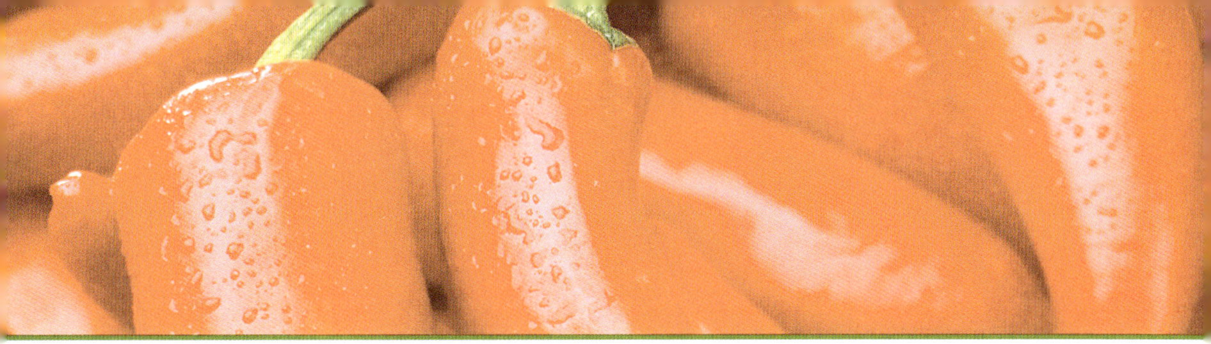

24 TAG

Frühstück
Beeren mit Zimtjoghurt dazu Müsli
Seite 106

Mittagessen
Grünes Risotto
Seite 129

Abendessen
Forelle in der Folie dazu Kartoffeln
Seite 133

25 TAG

Frühstück
Bananen-Erdbeer-Shake
Seite 111

Mittagessen
Gekühlte Gurken-Avocado-Suppe dazu Vollkornbrot
Seite 116

Abendessen
Schneller Nudelsalat
Seite 148

26 TAG

Frühstück
Grapefruit-Limetten-Joghurt mit Feigen
Seite 107

Mittagessen
Hähnchenbrust in Folie dazu Reis
Seite 140

Abendessen
Schneller Nudelsalat (2. Portion)
Seite 148

27 TAG

Frühstück
Obatzter mit Pumpernickel
Seite 151

Mittagessen
Couscous-Salat
Seite 124

Abendessen
Orangen-Möhren-Suppe
Seite 117

28 TAG

Frühstück
Frischkornmüsli mit Apfel
Seite 107

Mittagessen
Linguine mit frischen Tomaten und Rucola
Seite 128

Abendessen
Geflügelsalat mit Ananas
Seite 138

TYPTIPP

Sie kommen meist mit drei Mahlzeiten pro Tag aus. Trotzdem ist es wichtig, dass Sie essen, wenn Sie Hunger haben. Meiden Sie Süßigkeiten oder Kuchen und essen lieber Snacks, die Ihr Stoffwechsel optimal verwerten kann. Obst, Gemüse, Trockenfrüchte, Müsliriegel, Reiswaffeln, Vollkorngebäck oder fettarme Milchprodukte bringen Ihren Körper in Bestform.

TAE BO – POWERTRAINING
FÜR DEN KOHLENHYDRATTYPEN

Tae Bo ist ein Powertraining mit durchschlagender Wirkung

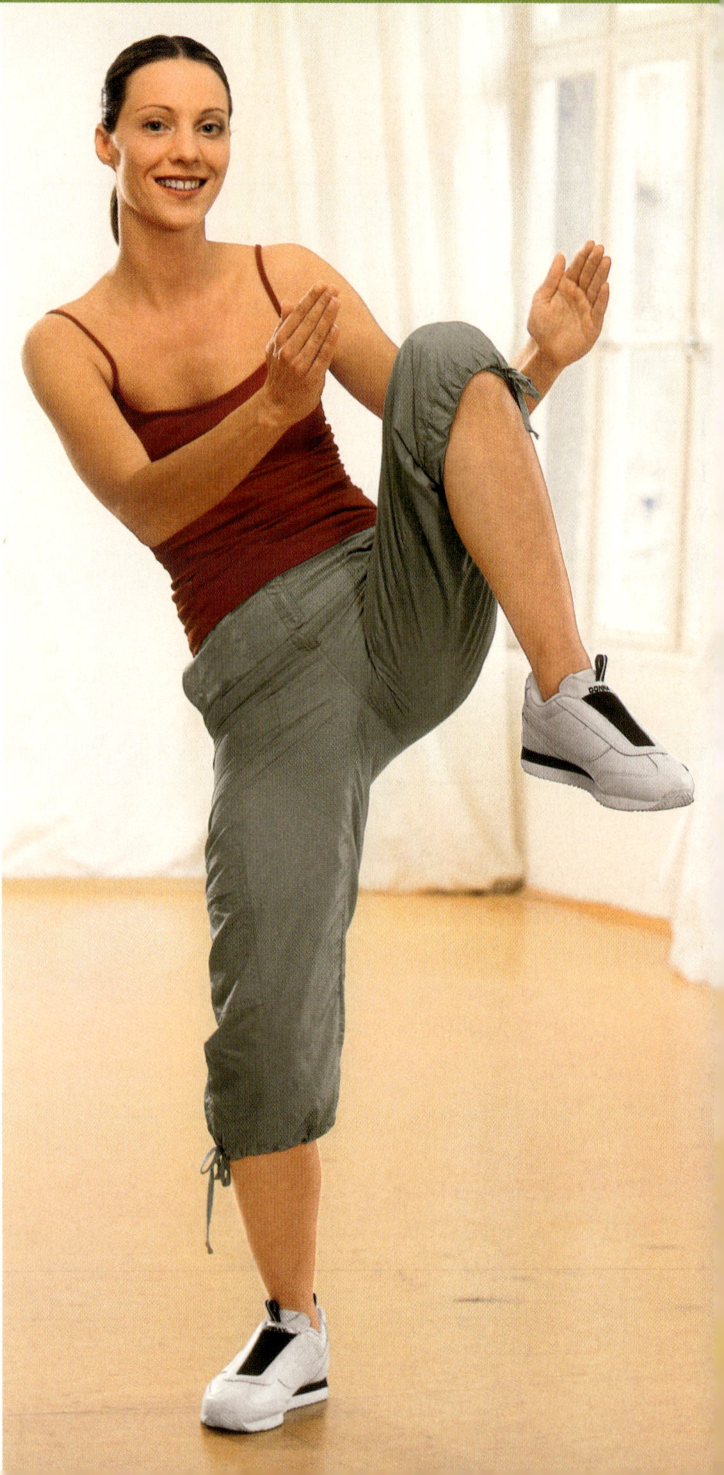

TYPTIPP

Schnelle Beats, zackige Kicks, Kniestöße und Punches: Tae Bo ist ein extrem dynamisches Workout, das von energiegeladener Musik begleitet wird. Es gibt keine festgelegten Choreografien, Hauptsache, Sie bleiben im Takt. Wer nicht mehr kann, legt zwischendurch einfach eine Pause ein.

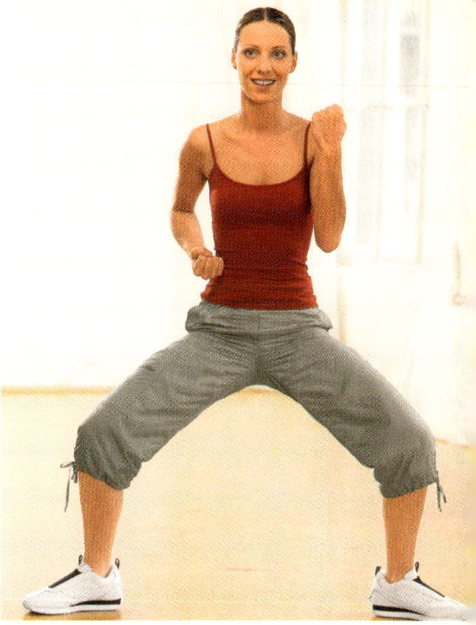

Alles steht und fällt mit der Grundstellung

Tae Bo bringt Ihren Stoffwechsel in Gang

Sie brauchen Kohlenhydrate, um Ihren gemächlichen Stoffwechsel anzukurbeln. Noch effektiver wird es in Kombination mit Power-Sportarten wie Tae Bo oder Kickboxen. Toben Sie sich richtig aus, das bringt Ihre Fettverbrennungsöfen auf Hochtouren. Und Ihr Einsatz wird tatsächlich belohnt: Eine Stunde Training verbrennt rund 800 Kalorien.

Die Aufwärmphase – ganz locker einstimmen

Jedes Tae Bo-Training beginnt mit einem Warm-Up. Diese Aufwärmphase besteht aus einer Reihe von Dehnübungen, die dafür sorgen, dass sich die Muskeln lockern.

Die Grundstellung

1 Stellen Sie sich mit schulterbreit gespreizten Beinen hin und stemmen Sie Ihre Hände locker in die Hüften, Daumen nach hinten. Die Knie sind leicht gebeugt, also nicht ganz durchgedrückt.

2 Nun spreizen Sie Ihre Beine, indem Sie mit dem rechten Fuß einen Schritt nach außen machen und dann den linken Fuß ebenfalls weiter nach außen setzen.

3 Gehen Sie weiter in die Knie, halten Sie dabei den Rücken gerade. Beugen Sie Ihre Knie so weit, dass Sie gerade noch Ihre Zehen sehen können.

4 Während Sie den Rücken weiter gerade halten, gehen Sie nun bis in den Reitersitz tiefer in die Hocke. Wiederholen Sie die Übung achtmal hintereinander.

TYPTIPP

Verharren Sie von Mal zu Mal etwas länger in der Reiterstellung. Steigern Sie die Zahl der Übungen, die auf dem Horse Stance, dem Reitersitz, aufbauen, wöchentlich um eine weitere Figur.

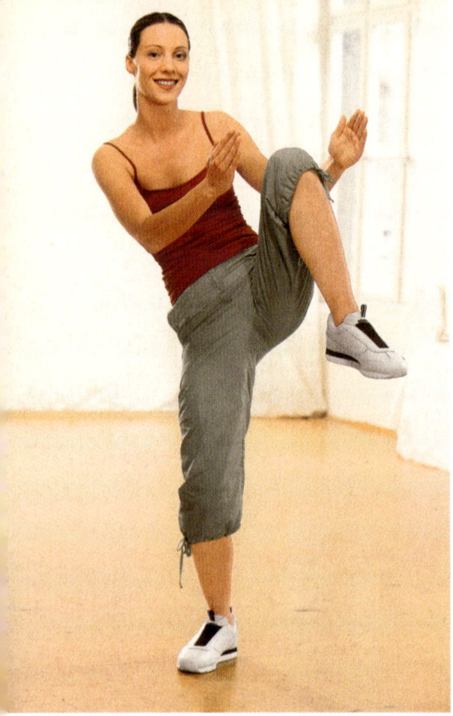

Beinarbeit – die wichtigsten Schritte des Tae Bo

Der Side Kick Raise

Das seitliche Anheben des Knies ist die Basis für den Side Kick und den Roundhouse Kick. Auch andere Techniken wie Teile des Bodentrainings und einige kombinierte Methoden bauen auf diesen Erkenntnissen auf.

1 Aus frontaler Stellung wechseln Sie in die seitliche Position. Die Füße stehen parallel zueinander und zeigen nach vorne. Beide Beine stehen etwa auf der Linie der Schultern – allerdings nicht Seite an Seite.

2 Ihre Arme sind leicht nach rechts aufwärts gerichtet. Etwa vier Fünftel des Körpergewichts belasten das leicht gebeugte rechte Bein. Der Rest des Körpergewichts gleicht die Balance aus, wobei das Gewicht auf dem vorderen Fußballen liegt. Achten Sie darauf, dass Ihr rechtes Knie nicht weiter nach vorne steht als Ihre Fußspitze.

3 Heben Sie das linke Bein, so dass Ihr Knie diagonal zwischen Körper und rechter Schulter zu stehen kommt. Stabilisieren Sie die Haltung und senken die Arme langsam nach unten.

4 Senken Sie das linke Bein wieder, indem Sie dabei den gleichen Weg zurück nehmen wie beim Heben des Knies. Danach gehen Sie in die Grundstellung über.

TYPTIPP

Um eine schmerzhafte Drehung des Standbeines bzw. des Knies zu verhindern, ist es wichtig, dass die Fußspitze des Standbeines immer nach außen zeigt.

Der Front Kick

So kann Bauchtraining Spaß machen. Schon beim simplen kraftvollen Faustschlag nach vorne sind die Bauchmuskeln automatisch auf Hochspannung.

1 Beginnen Sie in der Grundstellung und blicken gerade nach vorne. Verlagern Sie nun fast das gesamte Körpergewicht auf Ihr linkes Bein. Die Zehenspitze des rechten Fußes wird vorne aufgesetzt, beide Knie sind leicht gebeugt.

2 Ziehen Sie das rechte Knie hoch bis zur Hüfte. Die Fußspitze zeigt dabei in Richtung Boden, während die Hüfte gerade bleibt. Nehmen Sie den rechten Fuß leicht nach vorne und lehnen den Oberkörper leicht nach hinten.

3 Blicken Sie stets in die Richtung, in die Sie den Schlag ansetzen. Atmen Sie im Augenblick des Schlages aus. Eingeatmet wird bei der neuen Positionierung des Körpers.

4 Ihr angewinkeltes Bein reagiert nun pfeilschnell. Aus der Stellung schnellt der Unterschenkel blitzartig vor, bis Ihr Bein fast durchgestreckt ist. Danach führen Sie Ihr Bein unverzüglich auf dem Weg zurück, aus dem Sie den Schlag ausführen. Fuß nicht absetzen, erneut kicken. Zehnmal, dann die Seite wechseln.

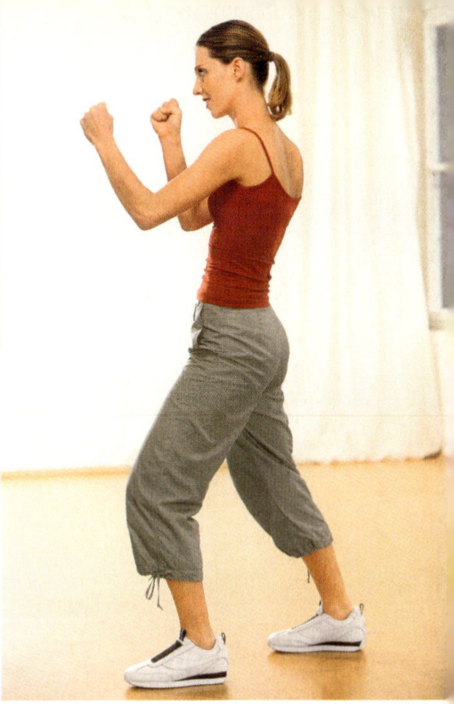

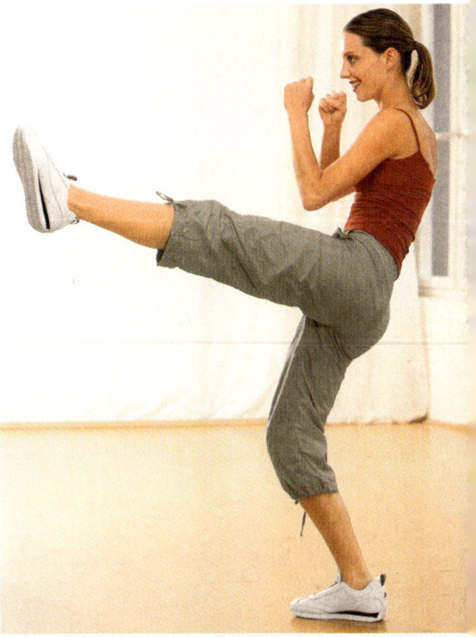

Die Kicks – gezielte Tritte in die Luft

TAE BO – POWERTRAINING

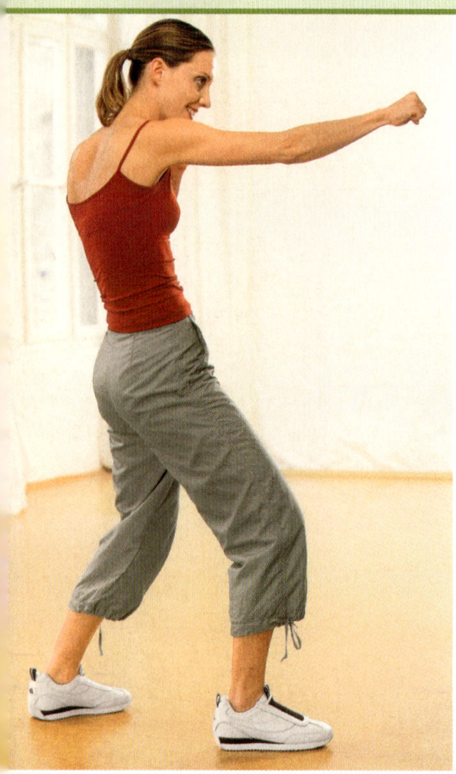

Das Wichtigste beim Punch: eine korrekte Faust zu formen

TYPTIPP

Auch wenn Sie nur Schaukämpfe ins Nichts üben, gewöhnen Sie sich an, immer mit der gleichen Kraft zuzuschlagen, als würden sie gegen einen Sandsack kämpfen.

Der Jab

Die Handhaltung

Halten Sie die Handfläche offen mit abgespreizten Daumen. Rollen Sie die Finger nach innen, bis sie die Form einer Faust annehmen. Biegen Sie dann den Daumen und pressen Sie ihn fest gegen das mittlere Glied des Zeige- und des Mittelfingers. Die Faust muss stets beweglich sein.

Die Ausgangsposition

1 Nehmen Sie die Grundstellung ein. Dabei steht das rechte Bein etwas versetzt nach hinten. Die Hände nehmen eine Schutzhaltung ein. Mit der linken Faust schlagen Sie nach vorne. Wobei Sie darauf achten sollen, dass Sie Ihren Ellenbogen nicht vollständig durchstrecken (Verletzungsgefahr!). Zehnmal wiederholen, dann Seite wechseln.

Der Seitenwechsel

2 Ausgehend von der Grundstellung führen Sie die Übung nun spiegelverkehrt aus, setzen also das linke Bein etwas nach hinten und schlagen mit der rechten Faust. Kehren Sie nach dem Punch wieder an Ihre Ausgangsposition zurück.

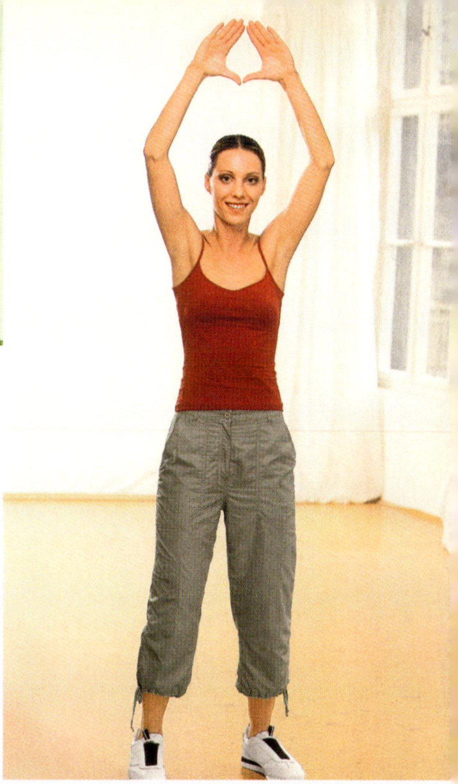

Zur Ruhe kommen

Nach den erbrachten Höchstleistungen müssen Körper und Kreislauf erst einmal wieder zur Ruhe kommen. Sehen Sie die entspannenden Dehnungsübungen als abschließende Belohnung. Atmen Sie bewusst und genießen Sie jede Bewegung.

1 Sie stehen locker und entspannt. Die Füße stehen parallel zueinander. Beide Arme beschreiben einen Kreis nach oben. Dort berühren sie sich über dem Kopf leicht mit den Fingerspitzen. Dabei verlieren Sie niemals den Takt zur Musik.

2 Nachdem sich die Fingerspitzen etwa einen oder zwei Takte über dem Kopf berührt haben, öffnen sich die Arme. Die Handflächen zeigen mit der Handkante nach vorne. Senken Sie nun die Arme bis auf Höhe der Ohren. Die Handflächen richten sich nach vorne, die Ellenbogen sind abgewinkelt. Schieben Sie die Handflächen nach vorne, bis die Arme voll ausgestreckt sind.

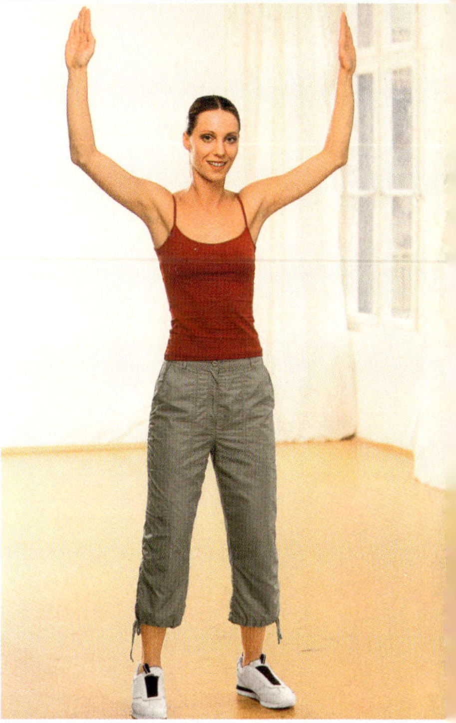

Die Cool-Down-Phase garantiert den optimalen Ausklang nach einem anstrengenden Tae Bo-Workout

DER EIWEISSTYP

DER EIWEISSTYP

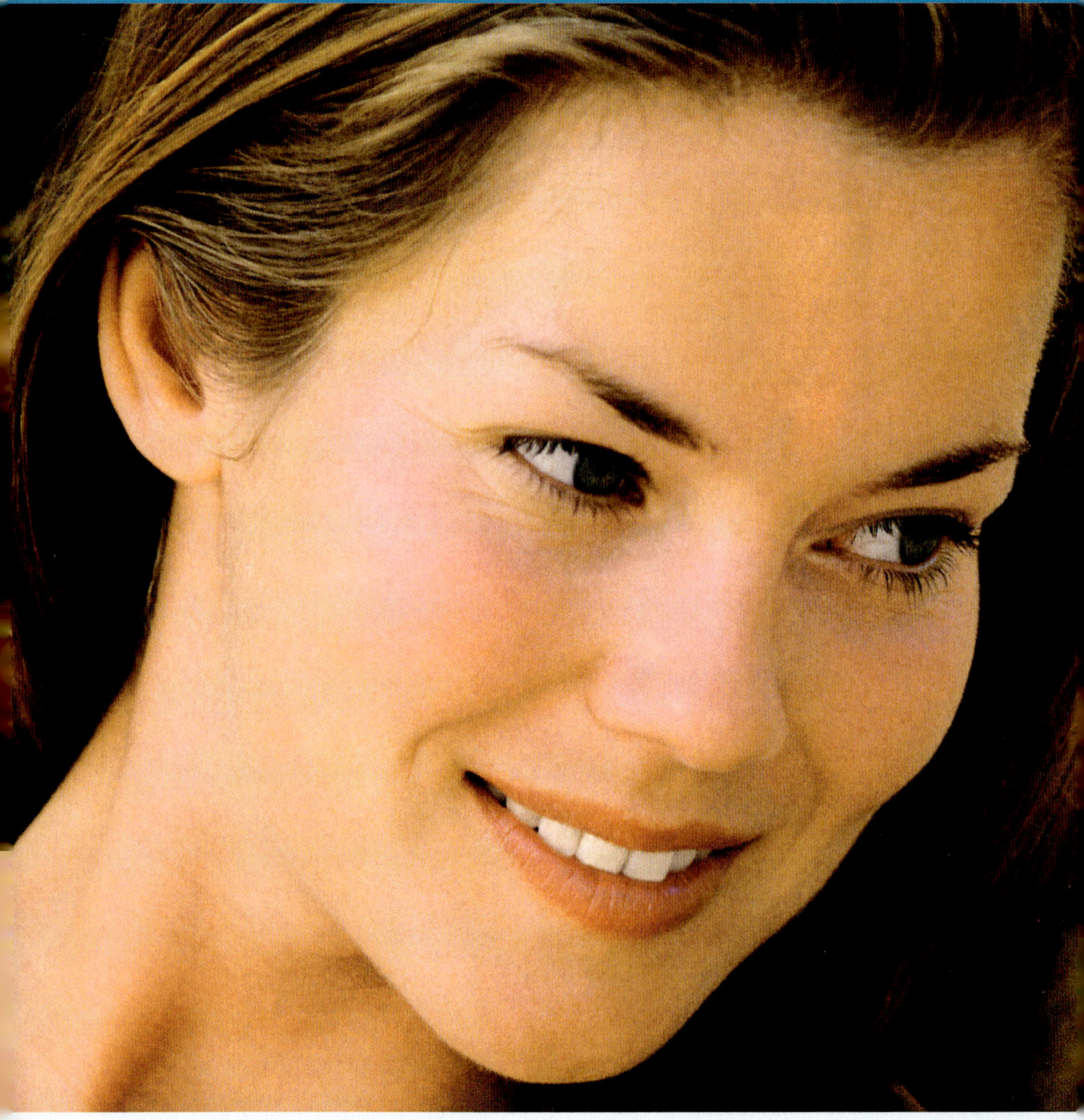

* Immer schön mit der Ruhe. Kalorienzählen führt zu nichts – Sie brauchen einfach nur genügend Eiweiß, um Ihren schnellen Stoffwechsel abzubremsen.

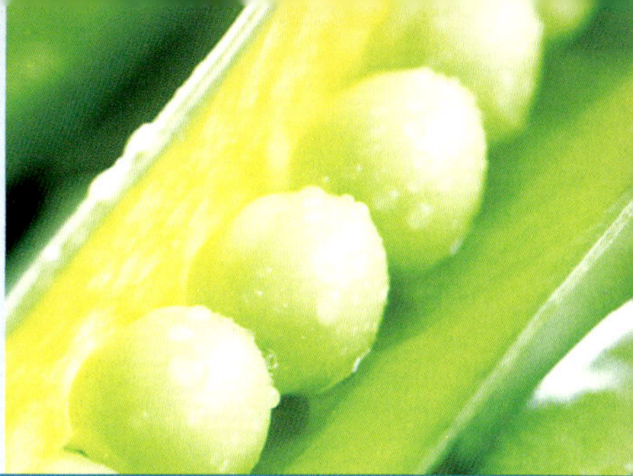

Genuss wird bei Ihnen groß geschrieben

Es gibt Menschen, die haben einfach ständig Hunger und kriegen meist ganz schnell schlechte Laune, wenn sich dann nichts Essbares in greifbarer Nähe befindet. Dazu gehören Sie? Dann ist das vermutlich der Grund, weshalb Sie womöglich mit Ihrem Gewicht zu kämpfen haben. Denn Eiweißtypen neigen dazu, bei Hunger relativ schnell und so zu viel zu essen.

Langfristig schlägt sich das natürlich auf den Hüften nieder. Essen spielt eine zentrale Rolle in Ihrem Leben. Sie lieben Kochbücher, blättern Sie zumindest gerne durch. Sie probieren gerne Neues, laden Freunde zum Essen ein und freuen sich über ein Sieben-Gänge-Menü der Gourmetküche genauso, wie über eine solide Pizza bei Ihrem Lieblingsitaliener. Hauptsache ist: Sie genießen das Essen in netter Gesellschaft.

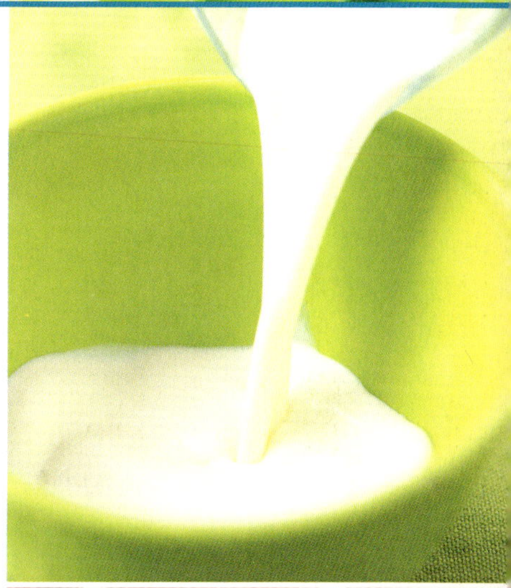

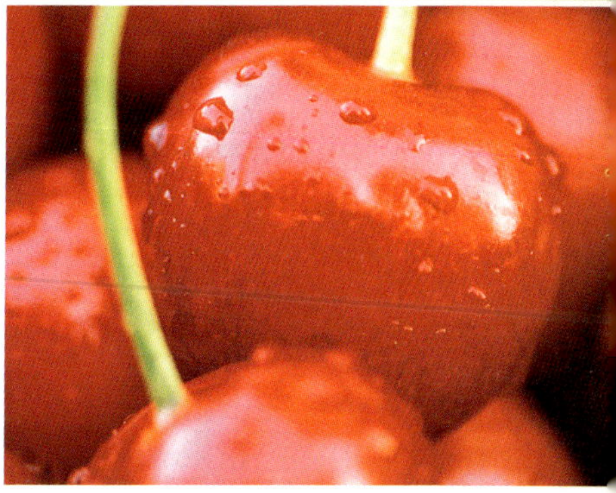

Von Alfred Biolek bis Jamie Oliver: Sie lieben Kochsendungen und kochen auch gerne. Frisches Gemüse, Fleisch und Fisch sind für Ihren Stoffwechsel genau richtig.

Eine Extraportion Eiweiß besänftigt Ihren eifrigen Stoffwechsel

Als Eiweißtyp gehören Sie zur Gruppe der Schnellverbrenner, sprich: Ihr Stoffwechsel setzt die zugeführten Nährstoffe sofort in Energie um. Das bedeutet aber leider nicht, dass Sie essen können, so viel wie und was Sie wollen. Im Gegenteil! Dadurch, dass Sie ständig Hunger haben, nehmen Sie automatisch mehr Kalorien auf. Und weil Sie sich selbst nach einer ausgiebigen Mahlzeit nicht richtig satt fühlen, greifen Sie zu Süßigkeiten, die – im Übermaß verzehrt – den Stoffwechsel noch weiter anheizen. Das Resultat: Der Blutzucker steigt erst steil an, sinkt dann umso tiefer ab und befördert Sie in einen Zustand der »Unterzuckerung«. Sie fühlen sich erschöpft und müde und würden dann am liebsten gleich wieder etwas essen. Nur eine eiweißreiche Kost ist in der Lage, Ihren übereifrigen Stoffwechsel zu bremsen.

DER **EIWEISS**TYP

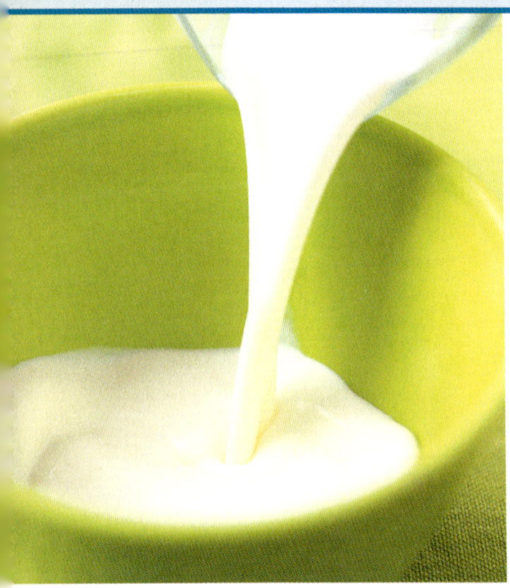

Alles Gute aus der Milch enthält nicht nur viel Eiweiß, es liefert auch eine Extraportion Kalzium, das Ihren schnellen Stoffwechsel ausbremst.

Warum Kalorien zählen zu nichts führt

Haben Sie bereits schon einmal versucht abzunehmen, indem Sie weniger Kalorien gegessen haben? Selbst die radikalsten Fastenkuren haben wahrscheinlich nichts gebracht. Schuld daran ist nicht Ihr mangelndes Durchhaltevermögen, sondern Ihr Stoffwechsel, der im Zuge solcher Fastenkuren wahrscheinlich einfach zu wenig Eiweiß bekommen hat. Denn hochkalorische Eiweißlieferanten wie Fleisch, Käse oder Eier sind meist das Erste, was vom Speiseplan gestrichen wird, wenn man abnehmen möchte. Fehlt Ihrem Körper Eiweiß, wird Ihr ohnehin zu schneller Stoffwechsel durch die stattdessen verzehrten Kohlenhydrate noch mehr angeheizt und Sie essen aufgrund des ständigen Hungergefühls viel größere Mengen, als Sie eigentlich brauchen.

Das bedeutet: Eine Diät funktioniert nur, wenn Sie Ihren Stoffwechsel mit hochkarätigen Eiweißlieferanten abbremsen. Wenn Sie dieser Strategie folgen, haben Sie schon bald nicht mehr so viel Hunger und erst recht kein Verlangen mehr, sich den Bauch mit Stoffwechsel anheizenden Kohlenhydraten voll zu schlagen, die nur Ihr Gewicht in die Höhe treiben.

Schlechte Laune durch Hunger

Sie gehören zu den Menschen, die richtig ungemütlich werden, wenn sie Hunger haben und dann nichts zu Essen bekommen? Genau deshalb, sind längere Hunger- oder Fastenkuren gar nichts für Sie, besonders weil sie ohnehin keinen Erfolg zeigen. Grund für die schlechte Laune, die im Extremfall sogar zu Migräne führen kann, ist ein Serotoninmangel. Das so genannte »Leichtigkeits-Hormon« verleiht ein ausgeglichenes, zufriedenes Lebensgefühl. Dieser Stoff kann am besten produziert werden, wenn Sie zwar nicht viel, dafür aber regelmäßig essen.

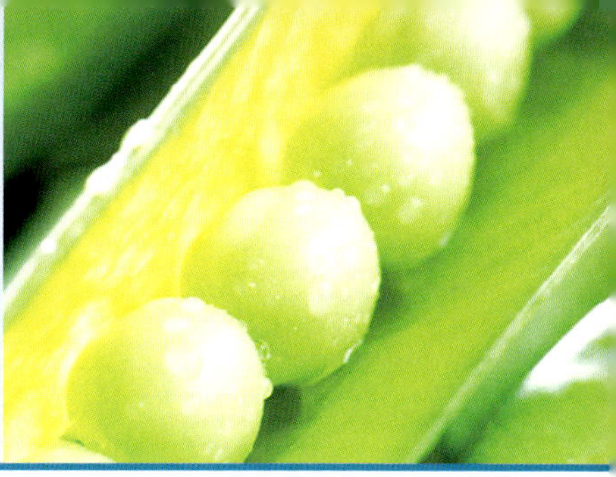

Regelmäßig Ballast abwerfen

Fühlen Sie sich oft müde oder abgespannt? Kein Wunder, Ihr Stoffwechsel läuft ja die ganze Zeit auf Hochtouren. Höchste Zeit für eine Verschnaufpause. Ein Entschlackungstag pro Woche wird Ihnen dabei helfen, den Stoffwechsel ins Gleichgewicht zu bringen.

Reis-Tag: Entschlacken mit Genuss

Naturreis – kombiniert mit frischem Obst und Gemüse – lässt Hungergefühle gar nicht erst aufkommen und liefert reichlich Eiweiß, Vitalstoffe, B-Vitamine, Mineralstoffe und Spurenelemente. Kochen Sie gleich morgens vor dem Frühstück 1 1/2 Tassen Naturreis ohne Salz. Die fertige Reismenge in 4 bis 6 Portionen aufteilen und kalt oder erwärmt über den Tag verteilt essen. Dabei jede Portion mit 1/2 oder 1 Teelöffel frisch geriebenen Ingwer oder 100 Gramm Obst verrühren. Ganz wichtig: Ausreichend trinken, denn so wird der Körper von innen gereinigt und die Verdauung angekurbelt.

Unterstützen Sie den Entschlackungsprozess mit einem Entgiftungsbad. Einfach etwas Rosmarin- oder Wacholderöl ins handwarme Wasser geben und die Füße darin baden.

Molke-Tag: Nehmen Sie's leicht

Molke ist ein Multitalent. Sie sorgt für eine schonende Entlastung der Verdauungsorgane und des Stoffwechsels durch Ausschwemmen von Natrium, Wasser und Stoffwechselprodukten. Gleichzeitig versorgt sie den Körper mit wertvollen Eiweißbausteinen, Mineralstoffen und Magnesium.

Trinken Sie pro Tag 1 Liter Diätkurmolke, unter die Sie ungesüßte Fruchtsäfte oder Kräutertees mischen. Außerdem geben Sie jeweils 50 Milliliter Frischpflanzensaft (z. B. Weizengrassaft) dazu. Der Saft unterstützt die entschlackende Wirkung der Molke. Zwischendurch dürfen Sie fettarmen Joghurt löffeln oder etwas rohes Obst oder Gemüse knabbern.

DER **EIWEISS**TYP

Ihr Körper braucht genügend Eiweiß

Als Eiweißtyp haben Sie einen viel eifrigeren Stoffwechsel als der Kohlenhydrat- oder der Mischtyp. Das bedeutet, die zugeführten Nährstoffe werden viel schneller verwertet. Deshalb brauchen Sie eine Extraportion Eiweiß und Fett, nur sie sind in der Lage, die Stoffwechselgeschwindigkeit ein wenig abzubremsen. Als Faustregel gilt: Ihr Teller sollte zu 40 Prozent mit Eiweiß und zu 30 Prozent mit Fett gefüllt sein. Die restlichen 30 Prozent verbleiben für die Kohlenhydrate.

Versuchen Sie, sich künftig an die Empfehlungen dieser Ernährungspyramide zu halten. Hier sehen Sie auf einen Blick, wie viel Portionen Sie von den jeweiligen Lebensmittelgruppen essen müssen, um auf die für Sie zugeschnittene Nährstoffverteilung zu kommen.

Dr. Robert Atkins publizierte seine Diät erstmals 1973. Die Basis der Atkins-Diät ist das fast vollständige Meiden von Kohlenhydraten ohne Einschränkung von Fett und Protein.

Schritt für Schritt zu mehr Gesundheit

Je weiter unten ein Lebensmittel steht, desto mehr brauchen Sie davon. Im Gegensatz zur allgemein gültigen Ernährungspyramide, stehen hier nicht die Kohlenhydrate in der Basis des Bauwerks, sondern alle eiweißreichen Lebensmittel wie Fleisch, Geflügel, Fisch, Eier und Sojaprodukte. Und das ist in Ihrem Falle auch genau richtig so, denn Sie brauchen Eiweiß, um Ihren zu schnellen Stoffwechsel zu bremsen, sollten also wenn möglich, mehrmals am Tag (4 bis 5 Portionen) essen. Dabei ist es ganz gleich, ob es sich um fettreiche Eiweißträger handelt oder nicht.

Darauf brauchen Sie künftig nicht mehr zu achten, denn in Kombination mit Fett hat das Eiweiß sogar einen stärkeren Effekt auf Ihren Stoffwechsel. Kombinieren Sie dieses Eiweiß mit 4 bis 5 Portionen frischem Obst und Gemüse – das steht in der Pyramide ein bzw. zwei Stufen darüber. Milchprodukte,

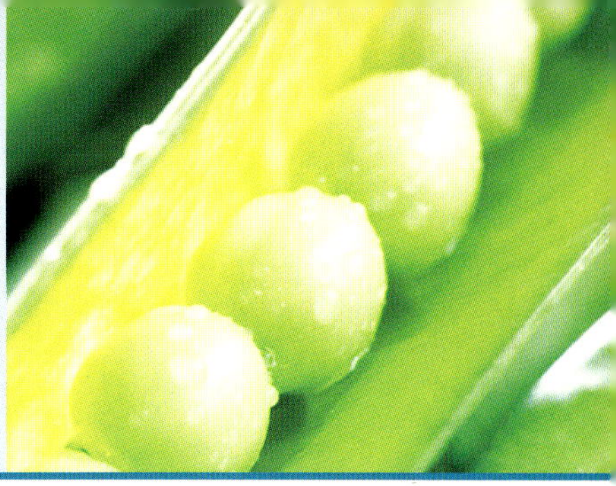

Käse oder Nüsse sollten Sie täglich, mit je 2 bis 3 Portionen über den Tag verteilt, genießen. Die Pflanzenöle sind ein wichtiger Bestandteil Ihrer Ernährung und decken mit 2 Esslöffel pro Tag Ihren Bedarf an ungesättigten Fettsäuren. Denken Sie daran: Es genügt, wenn Sie etwa ein Drittel Ihrer gesamten Kalorien in Form von Kohlenhydraten aufnehmen. Deshalb sind sie, in Form von Getreide, Kartoffeln oder Brot, auch in die undankbare Spitze der Pyramide verbannt. Das bedeutet: bitte möglichst selten und wenn, dann die Vollkornvariante mit insgesamt 2 bis 3 Portionen pro Tag genießen.

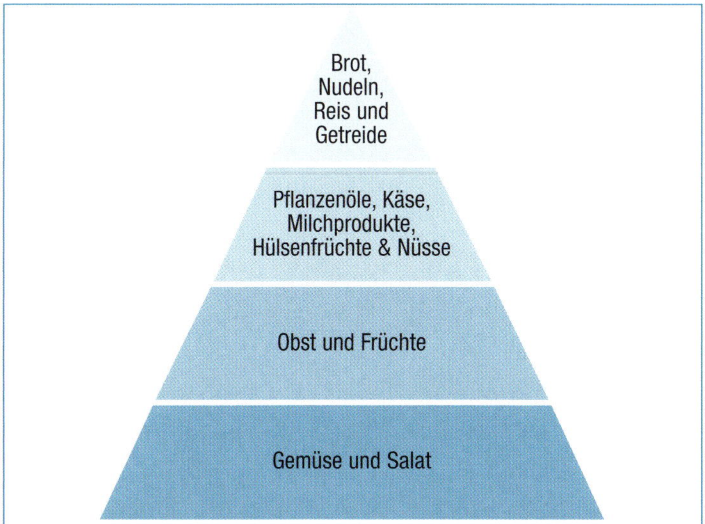
Brot, Nudeln, Reis und Getreide
Pflanzenöle, Käse, Milchprodukte, Hülsenfrüchte & Nüsse
Obst und Früchte
Gemüse und Salat
Fleisch, Fisch, Geflügel, Eier und Sojaprodukte
Tägliche Bewegung

In Anlehnung an die Ernährungspyramide des Atkins Physicians Council

TYPTIPP

Mengenlehre

Eine Portion entspricht in etwa:

Kategorie Getreide:
1 Scheibe Brot, 30 g Müsli, 30 g Nüsse oder 50 g Reis

Kategorie Obst und Gemüse:
100 g Obst, Gemüse oder 50 g gegarte Hülsenfrüchte oder 200 ml Saft

Kategorie Milchprodukte:
100 ml Milch, 100 g Joghurt, 60 g Hartkäse oder 50 g Frischkäse

Kategorie tierische Lebensmittel:
2 Eier oder 75 g Fleisch, Geflügel oder Fisch

DER **EIWEISS**TYP

Die wichtigsten Grundregeln auf einen Blick

Wählen Sie die gehaltvollen Eiweiße

Eiweiß ist nicht gleich Eiweiß. Sie brauchen vor allem ein ganz bestimmtes Eiweiß – nämlich fettreiches. Nur so wird Energie in der richtigen Geschwindigkeit umgesetzt und das Sättigungsgefühl stellt sich ein. Zu den Top-Lieferanten gehören alle tierischen Lebensmittel (siehe Tabelle).

Auf Kaffee, Cola oder Schwarztee können Sie leicht verzichten, denn das enthaltene Koffein verstärkt nur Ihre Nervosität. Sie kommen ohne den Koffeinkick nicht in die Gänge? Trinken Sie Milch dazu. Das mildert die aufputschende Wirkung etwas ab.

Auch Sie brauchen Kohlenhydrate

Wenn Sie sich nicht Ihrem Typ entsprechend ernähren, können Sie leicht an Gewicht zunehmen. Das geht besonders schnell, wenn Sie zu viele raffinierte Kohlenhydrate aus Süßigkeiten, Kuchen oder Weißmehlprodukten essen. Setzen Sie lieber auf Vollkorn, Obst und Gemüse mit einer niedrigen glykämischen Last. In Kombination mit hochwertigem Eiweiß und Fett bleiben Sie so länger satt und zufrieden.

Genießen erlaubt

Seien Sie froh, dass Sie die Fähigkeit besitzen zu genießen. Es gibt viele Menschen, die es verlernt haben. Doch wählen Sie die Lebensmittel, die für Ihren Typ geeignet sind (siehe Tabelle). Haben Sie gestern mit einem mehrgängigen Menü bei Freunden über die Stränge geschlagen? Legen Sie morgen einfach einen Entlastungstag (Seite 67) ein.

Wer abnehmen will, muss trinken

Trinken Sie genügend und zwar mindestens 2 bis 3 Liter am Tag. Noch wichtiger als die Menge: Trinken Sie das Richtige. Koffein- und zuckerhaltige Getränke stillen weder den Durst, noch führen sie dem Körper die Flüssigkeit zu, die er braucht.

Milchprodukte sind ideal

Für alle Milchprodukte gilt: Bitte zugreifen! Alles Gute aus der Milch enthält nicht nur viel Eiweiß, es liefert auch eine Extraportion Kalzium, das Ihren schnellen Stoffwechsel ausbremst.

Machen Sie einen Ölwechsel

Nur in Kombination mit ungesättigten Fettsäuren – aus hochwertigen Pflanzenölen oder fetten Meeresfischen wie Lachs oder Makrele – kann das Eiweiß Ihren Stoffwechsel bändigen und die entstehende Energie effizienter ausnutzen.

DIE BESTEN NAHRUNGSMITTEL FÜR DEN **EIWEISSTYP**

EIWEISS 40%		KOHLENHYDRATE 30%		FETT 30%	
Fleisch/Geflügel Mittlerer Fettgehalt Eier, Ente Gans Geflügel Hackfleisch Hühnerleber Hühnerschlegel Hühnchen Innereien Kalbfleisch Lammfleisch Pute Rindfleisch Salami Schinken Schweinefleisch Wild **Fisch Meeresfrüchte** Fettreich Aal, Anchovis Brathering Heringsfilet Ölsardinen Sprotten, geräuchert	Mittlerer Fettgehalt Garnelen/Shrimps Karpfen Krabben Lachs, Matjes Muscheln Scampi Thunfisch Tintenfisch Wolfsbarsch **Milchprodukte** Mittlerer Fettgehalt Camembert Frischkäse Hüttenkäse Joghurt, Kefir Käse, Milch, Molke Quark, Sahne **Vegetarische Quellen** Bohnen, Erbsen Kichererbsen Linsen, Nüsse Sojaprodukte, Tofu	**Vollkorn** Amaranth Basmatireis Brot, Buchweizen Couscous Dinkel, Gerste Grünkern Haferflocken Hartweizennudeln Hirse, Mais Müsli Pumpernickel Roggen Reis Vollkornkekse **Vollkornprodukte** (sonstige) Wildreis **Gemüse** Artischocke Blumenkohl Brunnenkresse Bohnen, grün Brokkoli, Fenchel	Gurke, Möhren Pilze, Rosenkohl Rote Bete Salate Spargel Spinat Stangensellerie Tomaten Weißkohl Zucchini Zwiebeln **Hülsenfrüchte** Bohnen, Erbsen Kichererbsen Kidneybohnen Linsen **Früchte** Ananas, Apfel Aprikose, Banane Beeren, Birnen Feigen Nektarine Netzmelone Mango, Papaya Trockenfrüchte	**Früchte/Nüsse** Ungesättigte Fettsäuren Avocado Cashewnüsse Erdnüsse Haselnüsse Kastanien Kürbiskerne Mandeln Oliven Paranüsse Pistazien Macadamianüsse Sonnenblumenkerne Walnüsse **Wurst** Gesättigte Fettsäuren Fleischwurst Leberkäse Leberwurst Salami, Schmalz Schweinebauch Teewurst Würstchen	**Milchprodukte** Gesättigte Fettsäuren Butter Butterschmalz Crème fraîche Käse (fettreiche Sorten) Kokosfett, Sahne Saure Sahne **Pflanzenöle** Ungesättigte Fettsäuren Distelöl Erdnussöl Kokosfett Kürbiskernöl Leinöl Mandelöl Olivenöl Rapsöl Sesamöl Sonnenblumenöl Traubenkernöl Walnussöl Weizenkeimöl

4-WOCHEN-POWERPLAN
FÜR DEN EIWEISSTYP

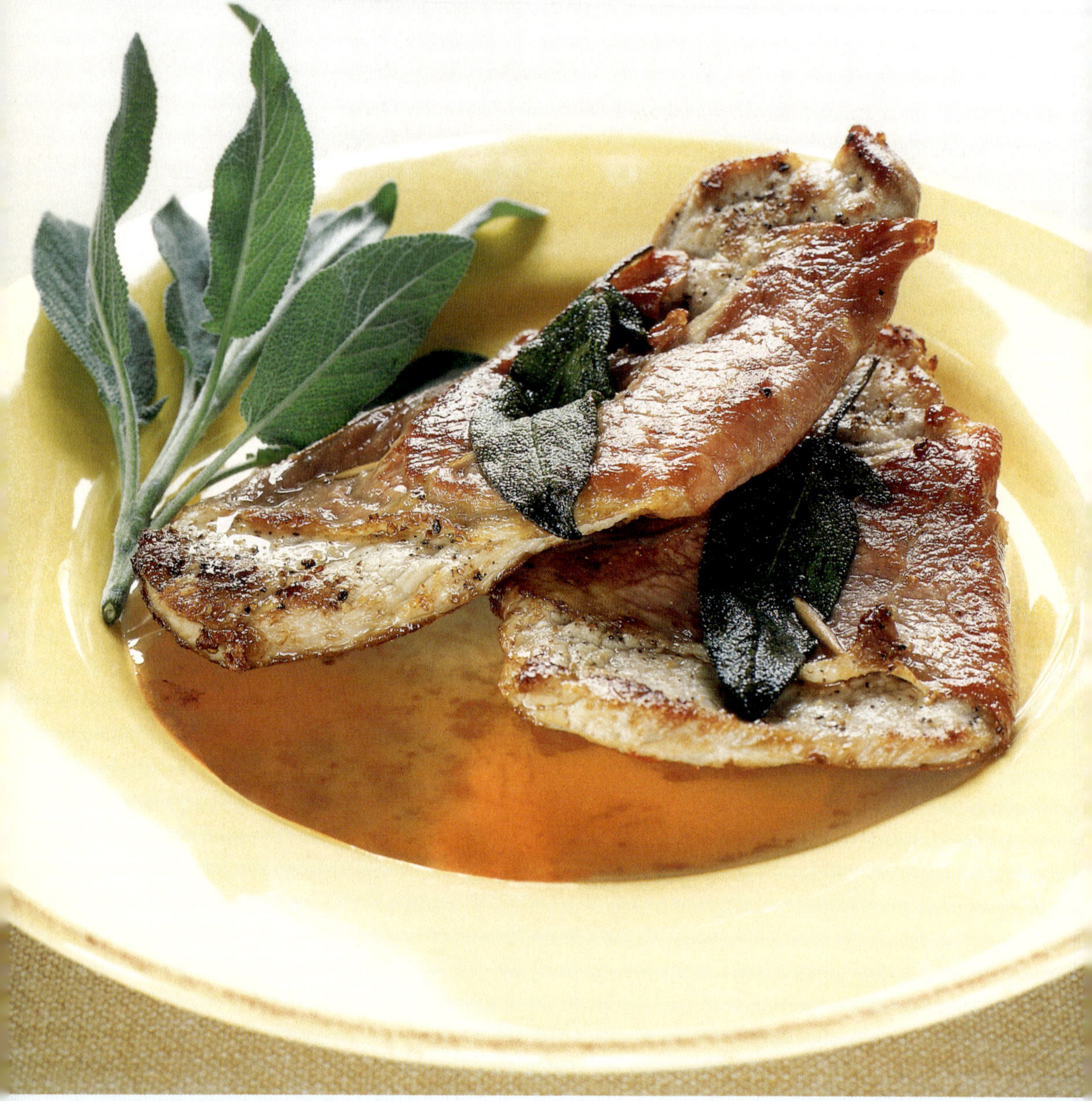

* Eiweiß tut Ihnen gut. Sie genießen ein knuspriges Saltimbocca (Kalbsschnitzel mit Salbei) und nehmen dabei ab. Ist das nicht eine tolle Vorstellung ...

1 TAG

Frühstück

Italienisches Omelett

Seite 108

Mittagessen

Hähnchenbrust in Folie gegart

Seite 140

Abendessen

Matjes-Salat

Seite 144

2 TAG

Frühstück

Avocado-Möhren-Drink mit gerösteten Mandeln

Seite 111

Mittagessen

Spaghetti mit Venusmuscheln

Seite 127

Abendessen

Bunter Wurstsalat

Seite 151

3 TAG

Frühstück

Vollkornbrötchen mit Lachs und Meerrettichcreme

Seite 109

Mittagessen

Sanft gegartes Rinderfilet mit Rucola

Seite 135

Abendessen

Zucchini-Frittata

Seite 122

4 TAG

Frühstück

Mango-Lassi dazu Vollkorngebäck nach Wahl

Seite 111

Mittagessen

Gebratener Kabeljau mit Tomaten und Mozzarella

Seite 132

Abendessen

Warmer Brotsalat mit Speck und Ei

Seite 147

5 TAG

Frühstück

Vollkornbrötchen mit Apfelquark

Seite 109

Mittagessen

Feldsalat mit gebratener Entenbrust

Seite 140

Abendessen

Lammfilet mit Joghurtsauce

Seite 137

6 TAG

Frühstück

Lassi mit Basilikum

Seite 112

Mittagessen

Kalbsschnitzel mit Zitronensauce

Seite 136

Abendessen

Bohnensalat mit Thunfisch

Seite 120

4-WOCHEN-**POWER**PLAN

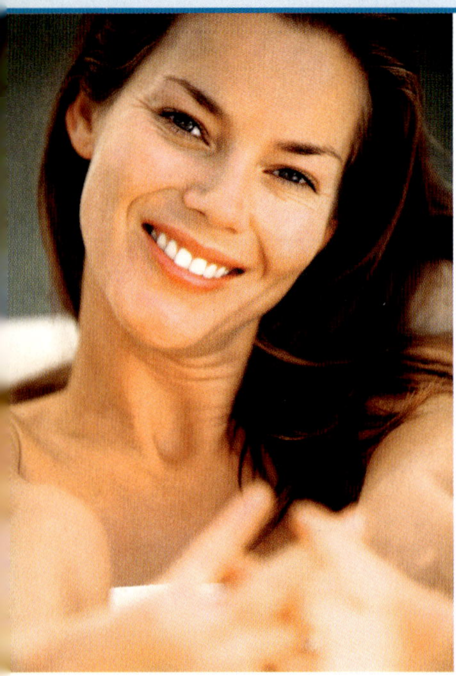

7 TAG

Frühstück
Spiegelei mit Schinken nach Wahl

Mittagessen
Nudelsalat mit Pute und Basilikum
Seite 141

Abendessen
Forelle in der Folie
Seite 133

8 TAG

Frühstück
Feigen-Parmaschinken-Sandwich
Seite 143

Mittagessen
Gekühlte Gurken-Avocado-Suppe
Seite 116

Abendessen
Sanft gegartes Rinderfilet mit Rucola
Seite 135

9 TAG

Frühstück
Obatzter mit Pumpernickel
Seite 151

Mittagessen
Thunfisch in Tomatensauce
Seite 133

Abendessen
Rucola mit Parmesan
Seite 121

10 TAG

Frühstück
Avocado-Möhren-Drink mit gerösteten Mandeln
Seite 111

Mittagessen
Mariniertes Schweinefilet mit Rhabarber
Seite 135

Abendessen
Feuer-Scampi mit Mangosauce
Seite 131

11 TAG

Frühstück
Vollkornbrötchen mit Apfelquark
Seite 109

Mittagessen
Spinatsuppe mit pochiertem Ei
Seite 115

Abendessen
Putenschnitzel mit Tomaten-Salsa
Seite 139

12 TAG

Frühstück

Beeren mit Zimtjoghurt

Seite 106

Mittagessen

Spaghetti mit Venusmuscheln

Seite 127

Abendessen

Bruschetta dazu Schinken und Oliven

Seite 149

13 TAG

Frühstück

Tomaten-Kresse-Sandwich

Seite 108

Mittagessen

Feldsalat mit gebratener Entenbrust

Seite 140

Abendessen

Kalbsschnitzel mit Zitronensauce

Seite 136

14 TAG

Frühstück

Frischkornmüsli mit Apfel dazu 200 Gramm Quark

Seite 107

Mittagessen

Eiersalat mit Kapern

Seite 144

Abendessen

Gedämpfter Wolfsbarsch mit grünen Bohnen

Seite 130

15 TAG

Frühstück

Vollkornbrötchen mit Lachs und Meerrettich-creme

Seite 109

Mittagessen

Saltimbocca

Seite 136

Abendessen

Tomatensalat mit Avocado

Seite 121

16 TAG

Frühstück

Italienisches Omelett

Seite 108

Mittagessen

Gebratener Kabeljau mit Tomaten und Mozzarella

Seite 132

Abendessen

Warmer Brotsalat mit Speck und Ei

Seite 147

17 TAG

Frühstück

Lassi mit Basilikum

Seite 112

Mittagessen

Spinatsuppe mit pochiertem Ei

Seite 115

Abendessen

Bohnensalat mit Thunfisch

Seite 120

4-WOCHEN-**POWER**PLAN

18 TAG

Frühstück
Mango-Lassi
Seite 111

Mittagessen
Forelle in der Folie
Seite 133

Abendessen
Eiersalat mit Kapern
Seite 144

19 TAG

Frühstück
Zucchini-Frittata
Seite 122

Mittagessen
Thunfischsalat mit Nektarine
Seite 145

Abendessen
Lammfilet mit Joghurtsauce
Seite 137

20 TAG

Frühstück
Tomaten-Kresse-Sandwich
Seite 108

Mittagessen
Gebratener Lachs mit Tomaten-Orangen-Salsa
Seite 131

Abendessen
Feldsalat mit gebratener Entenbrust
Seite 140

21 TAG

Frühstück
Grapefruit-Limetten-Joghurt mit frischen Feigen
Seite 107

Mittagessen
Thunfisch in Tomatensauce
Seite 133

Abendessen
Tomatensalat mit Avocado
Seite 121

22 TAG

Frühstück
Feigen-Parmaschinken-Sandwich
Seite 143

Mittagessen
Sanft gegartes Rinderfilet mit Rucola
Seite 135

Abendessen
Matjes-Salat
Seite 144

23 TAG

Frühstück
Obatzter mit Pumpernickel
Seite 151

Mittagessen
Gekühlte Gurken-Avocado-Suppe
Seite 116

Abendessen
Gurkensalat mit geräucherter Forelle
Seite147

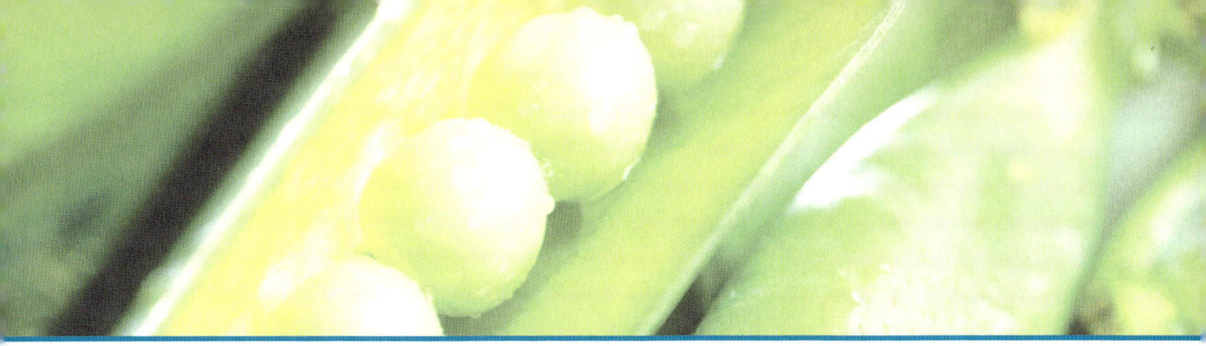

24 TAG

Frühstück
Avocado-Möhren-Drink mit gerösteten Mandeln
Seite 111

Mittagessen
Spaghetti mit Venusmuscheln
Seite 127

Abendessen
Saltimbocca
Seite 136

25 TAG

Frühstück
Lassi mit Basilikum
Seite 112

Mittagessen
Rote-Bete-Suppe dazu 2 Esslöffel Mandeln
Seite 117

Abendessen
Feuer-Scampi mit Mangosauce
Seite 131

26 TAG

Frühstück
Vollkornbrötchen mit Lachs und Meerrettichcreme
Seite 108

Mittagessen
Hähnchenbrust in Folie gegart
Seite 140

Abendessen
Bunter Wurstsalat
Seite 151

27 TAG

Frühstück
Brötchen mit Salami oder Schinken nach Wahl

Mittagessen
Tomatensalat mit Avocado
Seite 121

Abendessen
Gedämpfter Wolfsbarsch mit grünen Bohnen
Seite 130

28 TAG

Frühstück
Frischkornmüsli mit Apfel dazu 200 Gramm Quark
Seite 107

Mittagessen
Mariniertes Schweinefilet mit Rhabarber
Seite 135

Abendessen
Bohnensalat mit Thunfisch
Seite 120

TYPTIPP

Ihr Stoffwechsel arbeitet am besten, wenn er mit mehreren kleinen Mahlzeiten, über den Tag verteilt, bei Laune gehalten wird. Das verhindert Hungergefühle und Essattacken. Essen Sie Snacks, die viel Eiweiß enthalten und Ihren eifrigen Stoffwechsel abbremsen. Ideal: Milch- und Vollkornprodukte, Nüsse, Müsli, Wurst und Käse und natürlich viel Obst und Gemüse.

YOGA – ENTSPANNUNG FÜR DEN EIWEISSTYPEN

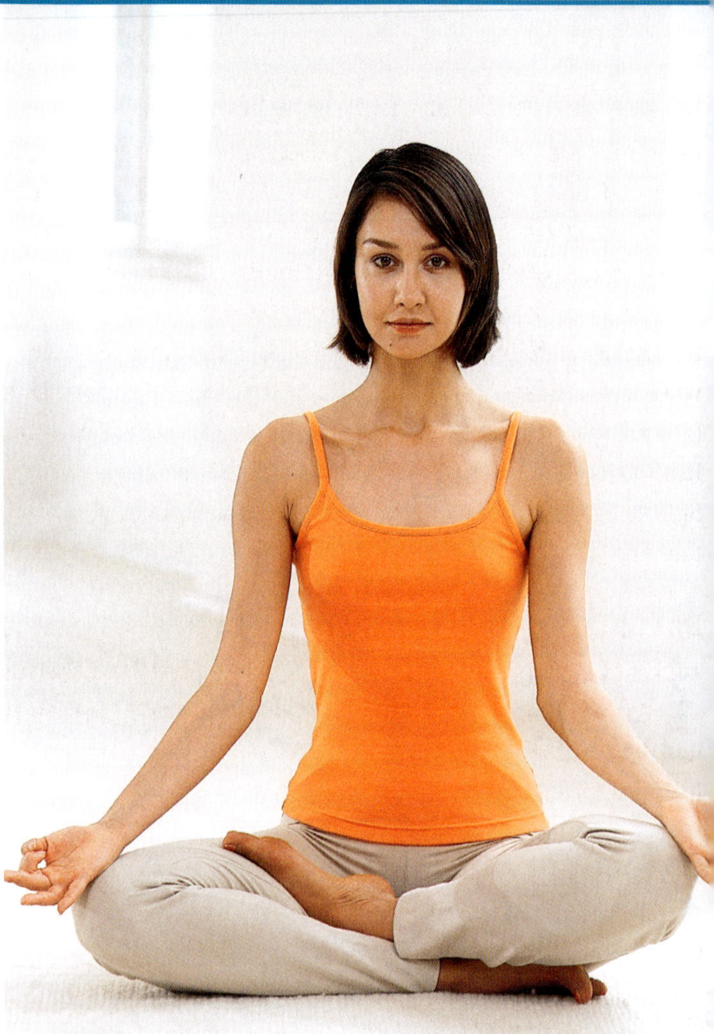

TYPTIPP

Der Lotussitz: Anfänger setzen sich zunächst auf ein Kissen, winkeln ein Bein an. Finden Sie heraus, auf welcher Seite es Ihnen leichter fällt. Ziehen Sie die Ferse so nah wie möglich an den Körper heran und legen Sie das andere Bein davor. Die Knie sollten möglichst entspannt auf dem Boden ruhen.

Yoga bringt Ihren Stoffwechsel zur Ruhe

Den ganzen Tag hetzen Sie von einem Termin zum nächsten, fühlen sich nervös, gereizt oder aufgedreht? Da gibt es nur eines, was Ihren überhitzten Stoffwechsel bändigen kann: sanfte Sportarten, wie z. B. Yoga, bringen Sie zur Ruhe und Ihre Seele ins Gleichgewicht.

Körper und Geist kommen zur Ruhe

Beginnen Sie Ihr Yogaprogramm mit Übungen, die Sie einstimmen und Verspannungen lösen. Legen Sie sich auf den Rücken und lassen Sie Arme locker neben sich und nicht zu nah am Körper liegen. Schließen Sie die Augen und richten Ihre Aufmerksamkeit auf das Atmen. Bei Yoga ist es wichtig, tief und gleichmäßig durch die Nase ein- und durch den Mund wieder auszuatmen, während Sie die jeweilige Übungsposition (Asanas) halten. Versuchen Sie, darauf zu lauschen, wie sich Ihre Lungenflügel füllen und wie sie wieder leer werden. Spüren Sie, wie Sie mit jedem Atemzug neue Energie und Kraft tanken.

Der Lotussitz

1 Setzen Sie sich aufrecht auf den Boden. Legen Sie die Fußsohlen aneinander und ziehen Sie die Fersen ganz nah an den Körper heran. Drücken Sie mit den Händen die Knie sanft nach unten und atmen Sie dabei tief.

2 Strecken Sie nun beide Beine aus. Beugen Sie das linke Knie, legen Sie den Spann des Fußes auf den rechten Oberschenkel und bringen Sie das Knie zum Boden.

3 Anschließend beugen Sie das rechte Knie und legen den Spann des rechten Fußes auf den linken Oberschenkel. Sie können die Beine auch in umgekehrter Reihe übereinander schlagen. Probieren Sie aus, was Ihnen leichter fällt.

TYPTIPP

Nehmen Sie sich vor, wie oft Sie üben möchten, z.B. jeden Morgen, jeden Abend oder zweimal pro Woche. Halten Sie diese Regelmäßigkeit ein und überfordern Sie sich nicht. Nehmen Sie sich nur so viel vor, wie Sie auch einhalten können, und planen Sie einen Ruhetag ein.

YOGA – ENTSPANNUNG

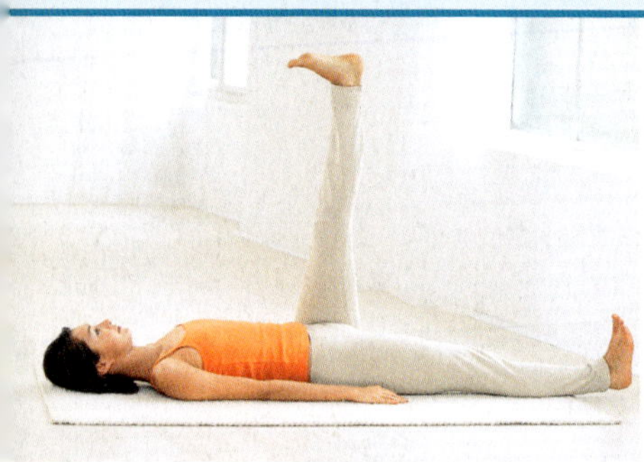

Die Beinübungen kräftigen und straffen Oberschenkel- und Bauchmuskulatur und halten die Taille schlank

Auch diese einfachen Übungen bereiten den Körper auf die Asanas vor. Sie stärken besonders die Muskulatur des unteren Rückens und unterstützen so die Wirbelsäule.

Sanfte Spürübungen für den Rücken

1 Legen Sie sich auf den Rücken, die Arme liegen parallel zum Körper. Heben Sie beim Einatmen das rechte Bein senkrecht an und legen es beim Ausatmen wieder ab.

2 Beim erneuten Einatmen heben Sie das linke Bein und legen es beim Ausatmen wieder ab. Lassen Sie beide Beine ganz gestreckt.

3 Heben Sie beim Einatmen beide Beine und legen sie beim Ausatmen wieder ab.

Das Brett – Caturanga Dandasana

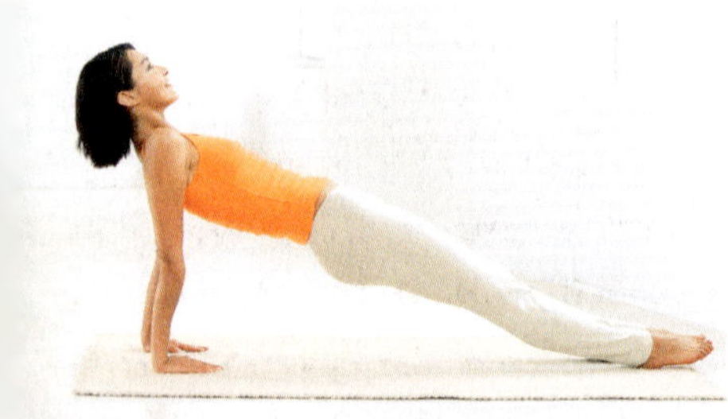

Die Bretthaltung kräftigt die Schulter-, Arm- und Beinmuskulatur

1 Setzen Sie sich mit ausgestreckten Beinen auf den Boden. Stützen Sie sich mit den Händen hinter dem Rücken ab. Die Fingerspitzen zeigen dabei nach vorne.

2 Spannen Sie die Muskeln im unteren Rücken an und drücken Sie beim Einatmen das Becken hoch, bis die Vorderseite Ihres Rückens eine gerade Linie bildet. Die Fußsohlen liegen auf dem Boden. Verweilen Sie ein paar Atemzüge in dieser Stellung und kommen Sie nach dem Ausatmen wieder in die Ausgangsstellung zurück.

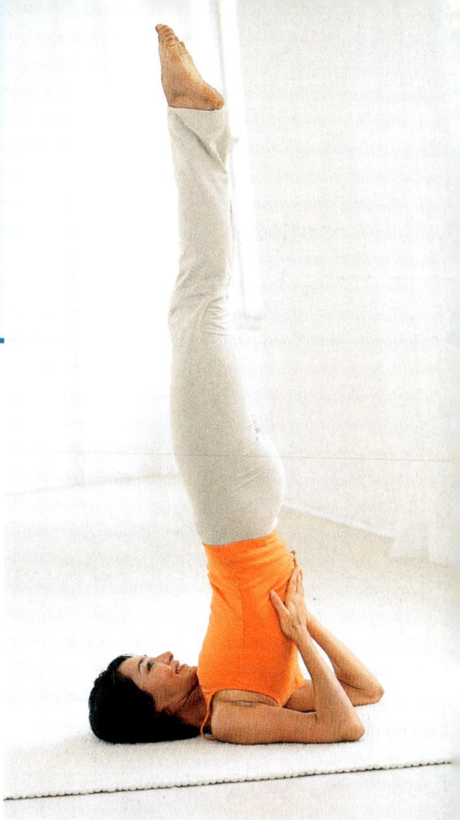

Schulterstand – Sarvangasana

1 Legen Sie sich entspannt auf den Rücken und ziehen Sie beim Ausatmen ein Bein nach dem anderen zur Brust. Beide Beine nach hinten und oben ausstrecken und das Becken mit den Händen hochdrücken.

2 Ziehen Sie den Ellenbogen etwas unter den Körper und rutschen Sie langsam mit den Händen den Rücken hoch, bis Ihre Beine ganz senkrecht in der Luft stehen.

3 Atmen Sie tief und halten Sie die Stellung so lange, wie es Ihnen angenehm ist.

4 Wenn Sie die Stellung auflösen, winkeln sie die Beine an und rollen langsam Wirbel für Wirbel ab.

Durch die Umkehrung der Schwerkraft werden Herz- und Kreislauf entlastet

TYPTIPP

Kombinieren Sie die einzelnen Übungen, wie Sie mögen. Jeder Asanas sollte immer eine kurze Ruhehaltung folgen. In der Entspannung wirkt die Dehnung nach – der positive Effekt der Übung stellt sich ein. Beenden Sie Ihr Übungsprogramm mit der Schlussentspannung.

Die Brücke – Sethu Bandhasana

1 Legen Sie sich mit geschlossenen Beinen auf den Rücken. Die Knie anwinkeln und die Muskulatur im Beckenbereich anspannen. Wenn das Becken angehoben ist, unterstützen Sie den Rücken mit Ihren Händen wie beim Schulterstand: Die Finger zeigen nach unten und die Daumen nach außen. Drücken Sie das Becken so weit wie möglich nach oben. Spüren Sie die Dehnung im Rücken und in den Beinen. Entspannen Sie Schultern und Nacken.

2 Tief atmen und die Stellung so lange halten, wie es Ihnen angenehm ist (etwa 30 Sekunden bis 1 Minute).

3 Um aus der Brücke zu kommen, heben Sie die Fersen und rollen den Rücken Wirbel für Wirbel ab. Ganz langsam.

Diese Übung stärkt Bauch- und Rückenmuskulatur, strafft Oberschenkel- und Gesäßmuskeln und entspannt den Nacken

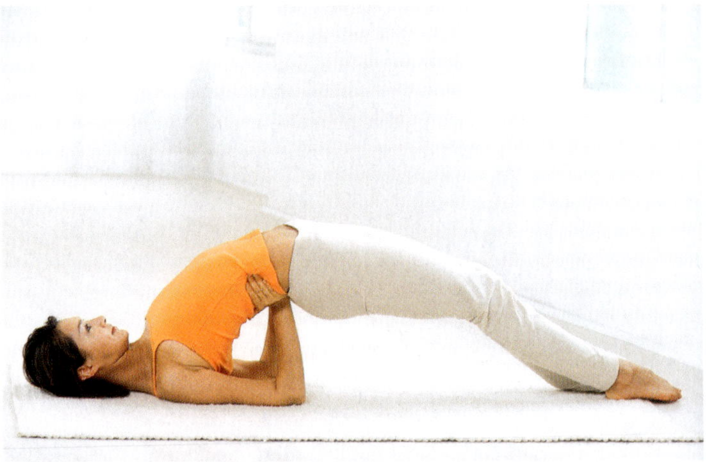

Schildkröte – Kurmasana

Diese Übung wirkt kräftigend und entspannend auf Schultern und Nacken, dehnt die Beinmuskeln und regt die Atmung an.

1 Sie sitzen aufrecht, die Beine sind angewinkelt, die Fußsohlen liegen aneinander. Strecken Sie zuerst die Arme hoch, um die Wirbelsäule lang zu ziehen. Schieben Sie dann die Arme von innen unter den Beinen durch und berühren Sie mit den Händen die Fußaußenkanten.

2 Ziehen Sie den Oberkörper etwas nach vorne und lassen Sie den Rücken ganz gerade.

3 Beugen Sie beim Ausatmen den Oberkörper nach vorne, der Rücken bleibt gestreckt. Sinken Sie bei jedem Ausatmen etwas weiter nach vorne. Verweilen Sie einige Atemzüge in der tiefsten Position.

TYPTIPP

Eine klassische Yogastunde dauert 90 Minuten, inklusive Schlussentspanung. Wenn Sie weniger Zeit haben, sind auch 30 oder nur 15 Minuten ausreichend. Halten Sie die einzelnen Stellungen so lange, wie es Ihnen angenehm ist. In der Regel sind das drei bis sechs Atemzüge.

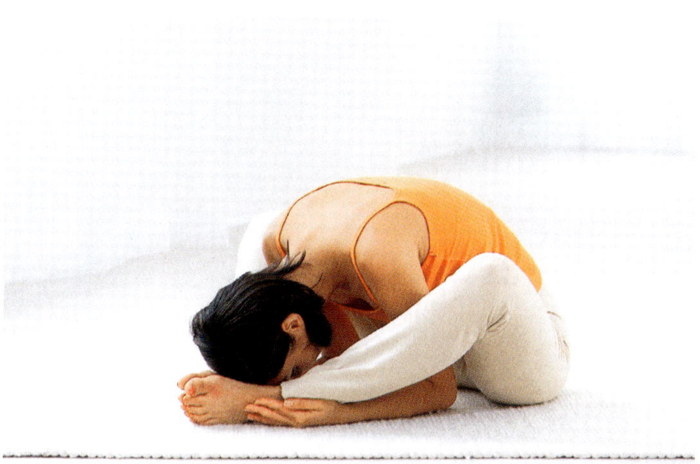

Wie bei einer Schildkröte, die sich in ihren Panzer zurückzieht, werden Arme und Beine eingezogen und der Kopf gesenkt

DER **MISCH**TYP

DER **MISCH**TYP

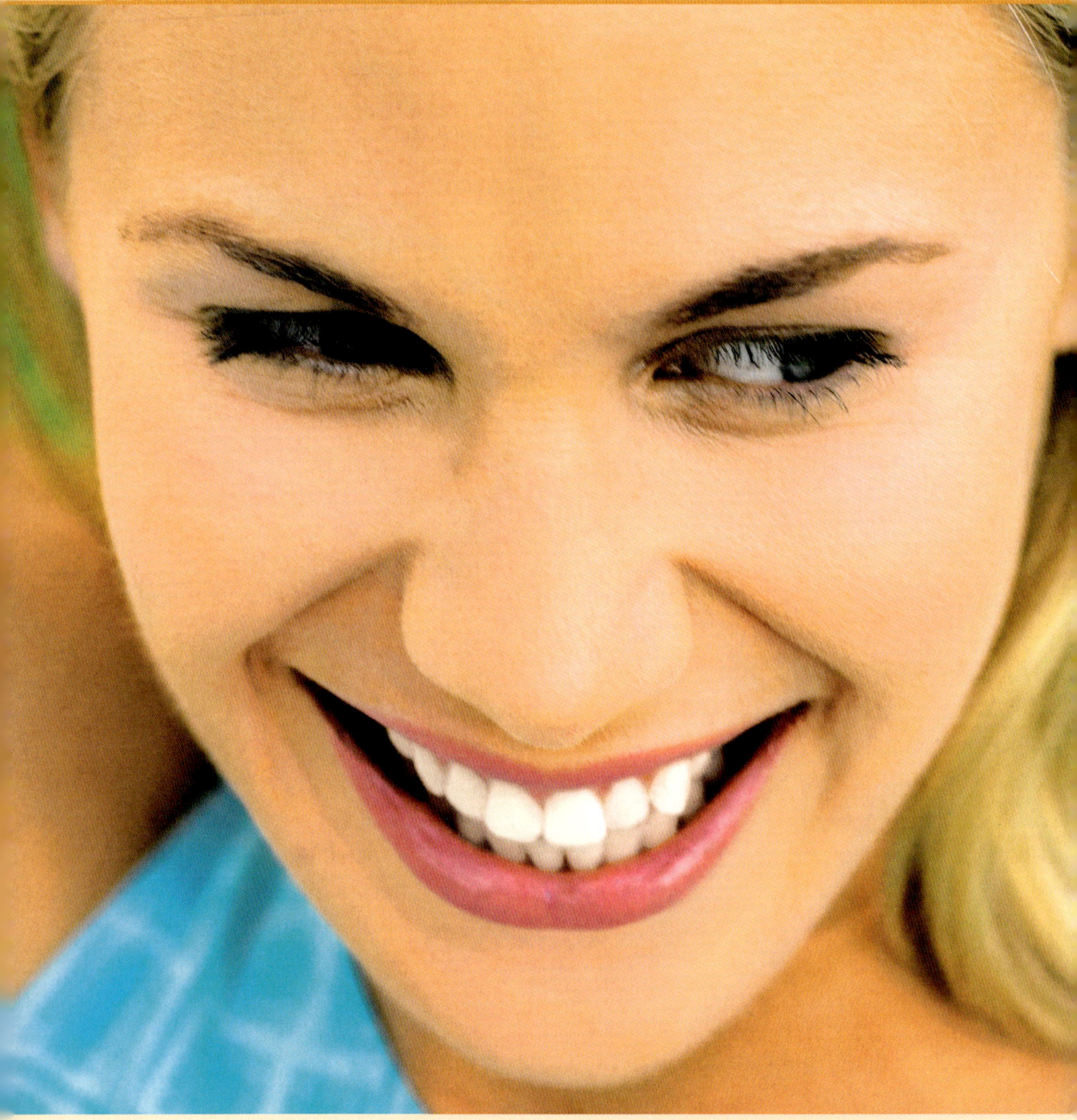

Sie haben die Wahl. Als Mischtyp vertragen Sie sowohl eiweiß- wie auch kohlenhydratreiche Lebensmittel gut. Hauptsache ist, sie halten sich in etwa die Waage.

Am besten ausgewogen

Als Mischtyp sind Sie, wie der Name schon sagt, eine Mischung aus Eiweiß- und Kohlenhydrattyp. Je nachdem, in welche Richtung Ihr Stoffwechsel zu diesem Zeitpunkt gerade tendiert, können Sie sich müde und energielos, dann aber wieder aufgedreht oder nervös fühlen. Ihr Stoffwechsel arbeitet weder zu schnell noch zu langsam. Sie ernähren sich gesund, haben einen mittleren Appetit, der sich aber ganz stark nach den üblichen Essenszeiten richtet. Pünktlich um zwölf Uhr gibt Ihr Magen das Signal zur Mittagspause.

Auch sonst halten Sie sich meistens an die festen Mahlzeiten, naschen zwischendurch eher selten. Sie ernähren sich gesund, lesen gerne Diät-Tipps und halten sich – wenn möglich – auch daran. Sie machen Sport – weil es gut ist für die Figur – und fühlen sich nur gut, wenn Sie das Gewicht halten.

Von allem etwas: Eiweiß plus Kohlenhydrate

Wehe aber es tritt ein unvorhergesehenes Ereignis in Ihr Leben, z. B. Liebeskummer oder Ärger mit dem Chef. Dann gerät Ihre Disziplin völlig aus dem Ruder und Sie gönnen sich – »weil's jetzt eben sein muss« – einen Riesenbecher Eis, eine Schokotorte oder was auch immer. Hauptsache, Sie können damit Ihren Frust hinunterspülen. Dauert der Ärger an, dann bleibt das Trostpflaster als Kummerspeck kleben. Heißhunger auf Süßes entsteht bei Ihnen also nur dann, wenn Sie sich nicht ausgewogen ernähren. Dann verschiebt sich Ihr Stoffwechsel nämlich in Richtung Eiweiß- oder Kohlenhydrattyp.

Halten sich Eiweiß und Kohlenhydrate ungefähr die Waage, wird die Verbrennung nicht zu stark beschleunigt oder verlangsamt. Sie dürfen alles essen, müssen lediglich darauf achten, sich mit einer breiten Palette an Gesundem zu versorgen.

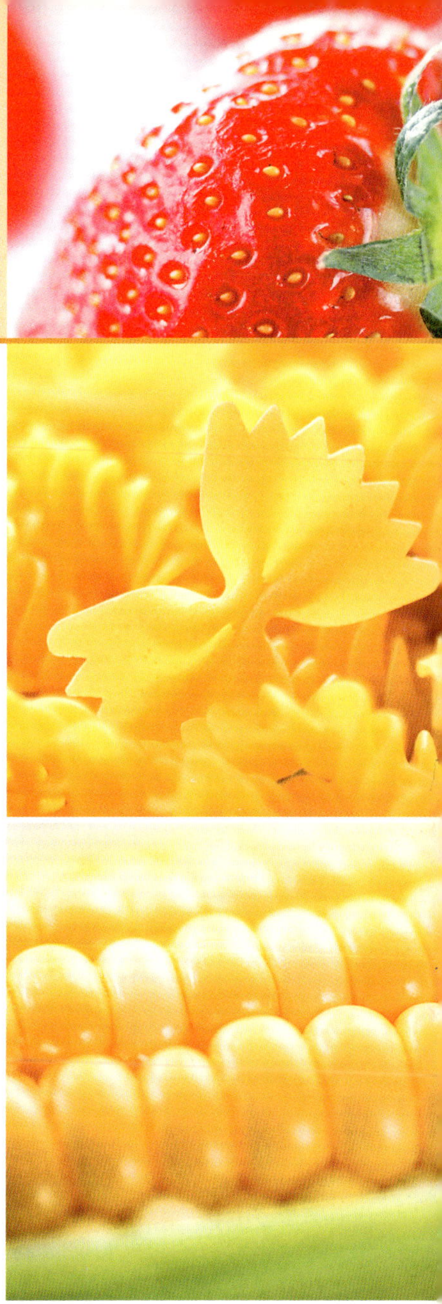

Für eine bunte Mischung aus Obst, Gemüse, Milchprodukten, Fleisch und Fisch wird sich Ihr Körper sicher mit strahlendem Aussehen revanchieren.

DER **MISCH**TYP

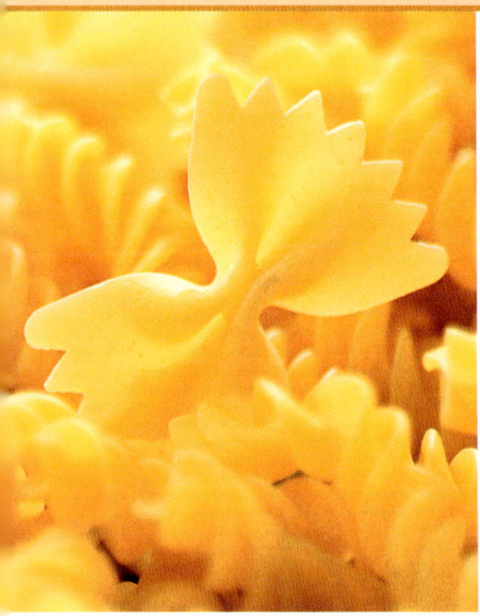

Gibt's jeden Tag Pasta zu essen, gerät der Stoffwechsel aus dem Gleichgewicht. Abnehmen werden Sie nur, wenn Sie Ihrem Körper auch etwas Gemüse, Fleisch oder Fisch dazu gönnen.

Sie haben die Wahl

Sie kennen jede Menge Diäten und haben einen Teil von ihnen auch selbst ausprobiert? Wahrscheinlich meist ohne Erfolg, um dann wieder Trost im Essen zu suchen. Ihr Stoffwechsel läuft mit normaler Geschwindigkeit, trotzdem hat sich im Laufe der Jahre Ihr Gewicht stetig nach oben geschaukelt. Das liegt daran, dass Sie mal zu viel, dann aber – wenn Sie beispielsweise im Stress sind – wieder zu wenig essen. Das Einzige, was bei Ihnen konstant ist: die Unzufriedenheit mit Ihrem Gewicht. Sie würden es zwar nie zugeben, doch ein paar Kilos weniger auf der Waage würden ein Lächeln in Ihr Gesicht zaubern.

Als Mischtyp vertragen Sie alle Nahrungsmittel gleich gut. Doch gerade deshalb müssen Sie darauf achten, dass der Körper auch alle Nährstoffe bekommt, die er braucht. Gewichtsprobleme können Sie nur dann bekommen, wenn Sie sich zu einseitig ernähren. Also beispielsweise vorrangig Kohlenhydrate wie Nudeln und Gemüse oder ausschließlich Eiweiße in Form von Fleisch und Fisch zu sich nehmen.

Fett hält Ihren Stoffwechsel in Balance

Haben Sie bereits einmal versucht abzunehmen, indem Sie das Fett vollkommen von Ihrem Speiseplan gestrichen haben? Das hat wahrscheinlich nichts gebracht. Vor lauter Hunger haben Sie sich nämlich dann auf die Lebensmittel mit einem hohen Anteil an schnell verwertbaren Kohlenhydraten, also einer hohen glykämischen Last, gestürzt. Langfristig klappt das Abnehmen bei Ihnen nur durch die richtige Kombination von Fett, Eiweiß und Kohlenhydraten. Fett ist ein wichtiger Verbündeter im Kampf gegen überschüssige Pfunde. Doch nur, wer es richtig einsetzt, kann auch davon profitieren. Eine tragende Rolle spielt die Fettqualität: Setzen Sie also auf ungesättigte

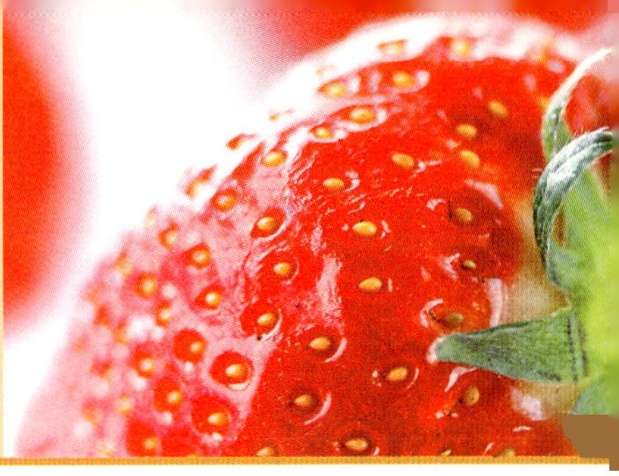

Fettsäuren – gute Lieferanten sind z. B. Nüsse, Makrelen, Lachs und hochwertige Pflanzenöle wie Oliven- oder Rapsöl.

Wer abnehmen will, soll trinken

Um Ihren Stoffwechsel im Gleichgewicht zu halten, ist es wichtig, dass Sie genügend trinken. Besonders dann, wenn Sie abnehmen möchten. Bekommt der Körper nicht genügend Wasser, übersäuert er, Schlacken und Giftstoffe bleiben im Gewebe liegen. Die Folge: Die Haut sieht aufgeschwemmt aus. Hinzu kommt, dass die Stoffwechselrate weiter hinuntergeschraubt wird. Der Körper verbrennt viel weniger Fett.

Um alle Zellen des Körpers optimal zu versorgen, brauchen Sie in etwa 2 bis 3 Liter Wasser pro Tag. Wer weniger – oder das Falsche – trinkt, wird automatisch schlapp, müde und dick.

DEN DURST LÖSCHEN, **ABER RICHTIG**

1. **Wasser:** Nach wie vor ist das Wasser unser wichtigster Durstlöscher. Es enthält keine Kalorien und kann in großen Mengen getrunken werden.
2. **Saftschorle:** Immer nur Wasser ist fad, denken Sie? Dann mischen Sie einfach etwas Frucht- oder Zitronensaft unter das Wasser. Schmeckt gut und hält den Stoffwechsel im Gleichgewicht.
3. **Tee:** Grün-, Kräuter- oder Früchtetees sind die idealen Schlankgetränke. Sie sind gesund, vertreiben den Heißhunger und beruhigen den Magen.
4. **Koffein:** Kaffee, Cola oder Schwarztee erhöhen die Stoffwechselgeschwindigkeit. Deshalb sollten Sie diese nur in Maßen genießen. Den Durst löschen Sie ohnehin nicht.
5. **Buttermilch:** Sie ist zur Deckung des Flüssigkeitsbedarfs nicht geeignet, versorgt den Körper aber mit kalorienarmem Eiweiß.
6. **Alkohol:** Ein bis zwei Gläser Wein können Sie sich ab und zu genehmigen. So können Sie wunderbar abschalten und kommen in den Genuss gesundheitsfördernder Polyphenole. Bier enthält Malzzucker, der hat eine hohe glykämische Last, löst Heißhunger aus und macht dick.

DER **MISCH**TYP

Walter Willett war einer der Ersten, der ein Konkurrenzmodell zur allgemein gültigen Ernährungspyramide aufstellte und den Pflanzenölen zu einem Karrieresprung in die breite Basis der Pyramide verhalf.

Das Verhältnis der Nährstoffe muss stimmen

Ausgewogenheit ist für den Mischtyp das oberste Gebot, um fit, ausgeglichen und schlank zu bleiben. Wählen Sie Ihre Lebensmittel so aus, dass die Hälfte der Kalorien aus Kohlenhydraten stammt und die andere Hälfte aus Eiweiß und Fett. Das bedeutet, dass Ihr Teller zu jeder großen Mahlzeit so gefüllt sein sollte, dass er zu 50 Prozent aus Kohlenhydraten, zu 30 Prozent aus Eiweiß und zu 20 Prozent aus Fett besteht. Nur so kann die Nahrung effizient in Energie umgewandelt werden.

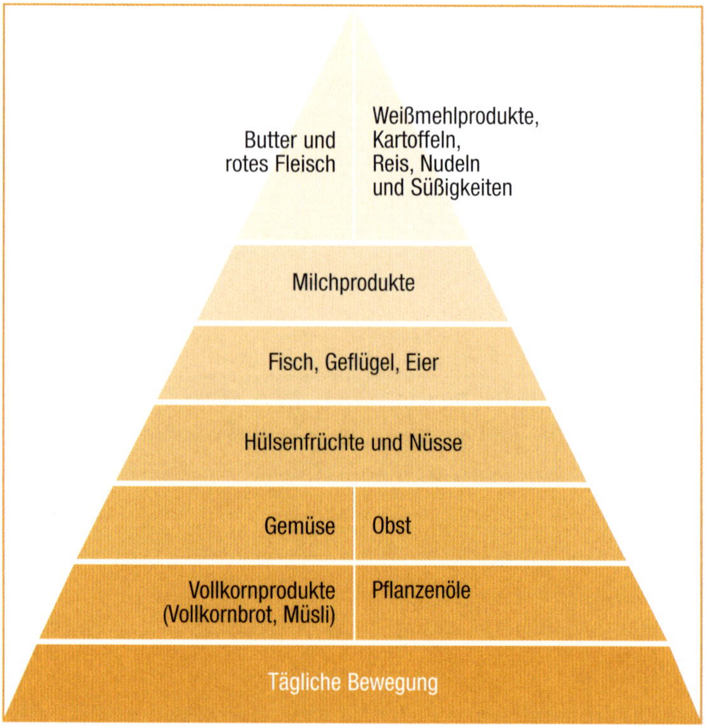

In Anlehnung an die »Healthy eating pyramid« von Walter Willett, Harvard School of Public Health

Keine Sorge, Sie müssen sich nicht genau an diese Prozentzahlen halten. Es genügt vollkommen, wenn Sie versuchen, die Empfehlungen der abgebildeten Ernährungspyramide zu beherzigen. Sie sehen auf einen Blick, wie die für Sie zugeschnittene Verteilung der verschiedenen Lebensmittelgruppen aussieht.

Die Pyramide für den Mischtyp

Diese Ernährungspyramide ruht auf einem breiten Fundament aus körperlicher Bewegung, die nach Ansicht der Harvard-Forscher eine tragende Rolle beim Abnehmen spielt. Gleiches gilt für Getränke wie Wasser, ohne welche der Stoffwechsel nicht richtig funktionieren kann. Während die Fette früher in die ungeliebte Spitze der Pyramide verbannt wurden, halten sie – in Form von hochwertigen Pflanzenölen – nun einen Ehrenplatz direkt neben Vollkornprodukten inne. Kombinieren Sie pro Tag etwa 1 bis 2 Esslöffel Öl mit je 2 bis 3 Portionen Vollkornbrot, -nudeln oder -reis. Sie haben eine niedrigere glykämische Last als Weißmehlprodukte, halten den Blutzuckerspiegel in Balance und machen deshalb länger satt. Eine Stufe höher sind Obst, Gemüse und Salat platziert. Sie tragen mit insgesamt 2 bis 3 Portionen zu Ihrem Tagesbedarf an komplexen Kohlenhydraten bei. Nüsse und Hülsenfrüchte stehen als pflanzliche Eiweißlieferanten direkt unter den tierischen Quellen wie Eier, Geflügel, Fisch sowie den Milchprodukten. Genießen Sie von jeder Gruppe etwa 2 bis 3 Portionen am Tag, das genügt. Was ganz oben in der Pyramide steht, gehört möglichst selten auf den Speiseplan. Deshalb sollten Sie künftig nicht nur stärke- und zuckerreiche Lebensmittel wie Süßigkeiten, Gebäck, weißen Reis oder Kartoffeln, sondern auch Butter und rote Fleischsorten möglichst selten genießen.

TYPTIPP

Mengenlehre

Eine Portion entspricht in etwa:

Kategorie Getreide:
1 Scheibe Brot, 30 g Müsli oder 50 g Reis

Kategorie Obst und Gemüse:
100 g Obst, Gemüse oder 50 g gegarte Hülsenfrüchte oder 200 ml Saft

Kategorie Milchprodukte:
100 ml Milch, 100 g Joghurt, 60 g Hartkäse oder 50 g Frischkäse

Kategorie tierische Lebensmittel:
2 Eier oder 75 g Fleisch, Geflügel oder Fisch

DER **MISCH**TYP

Die wichtigsten Grundregeln auf einen Blick

Was immer Sie wollen

Als Mischtyp haben Sie die größte Freiheit bei der Auswahl der Lebensmittel, weil Ihr Bedarf sowohl die des Kohlenhydrat- wie auch des Eiweißtyps umfasst. Bekommt Ihr Körper die richtige Nährstoffmischung, geht es Ihrem Stoffwechsel bestens.

Machen Sie einen Ölwechsel

Sie legen großen Wert auf Zwischenmahlzeiten? Wenn Ihnen danach ist, genießen Sie das, wonach Ihr Körper verlangt. Wahrscheinlich fehlt gerade dieser Nährstoff.

Sie brauchen in etwa 20 Prozent der Gesamtenergie in Form von Fett. Bei 2200 Kalorien entspricht das in etwa 48 Gramm Fett pro Tag. Wichtig ist dabei nur, dass Sie die richtigen Fette auswählen. Kombinieren Sie ungesättigte Fettsäuren mit Gemüse, Salat und mageren Eiweißlieferanten wie Fisch oder Fleisch. So bleibt ohnehin kaum Platz mehr für ungesunde Fette aus Kuchen, Wurst oder Fertigprodukten.

Die richtige Ladung

Weißmehlprodukte und Süßigkeiten haben eine hohe glykämische Ladung. Das löst bei Ihnen Heißhunger aus, lässt den Blutzuckerspiegel nach oben schnellen und schaufelt so das Fett in die Zellen. Meiden Sie diese Produkte oder wählen Sie besser die Vollkornvariante.

Verschiedene Eiweißquellen

Manches Eiweiß ist reich an Fetten, anderes enthält nur wenig davon. Die fettreichen Eiweißquellen, wie beispielsweise Gänsebraten, verschieben das Gleichgewicht in Richtung Eiweißtyp, fettarme Eiweißquellen wie Hülsenfrüchte eher in Richtung Kohlenhydrattyp. Essen Sie einfach beide Arten in ausgewogener Mischung, so bewahren Sie die Balance.

Trinken

Trinken Sie mindestens 2 Liter Wasser pro Tag und zwar zusätzlich zu Säften und Suppen. Bei heißem Wetter oder wenn Sie Sport treiben, sollte es entsprechend mehr sein.

Nur kein Stress

Sie neigen dazu, in Stresssituationen kiloweise Spaghetti oder Schokolade zu vertilgen, dann aber auch wieder einen Tag lang gar nichts zu essen. Lassen Sie das! Essen Sie lieber regelmäßig und vor allem das Richtige, so werden Sie ganz automatisch an Gewicht verlieren.

DIE BESTEN NAHRUNGSMITTEL FÜR DEN **MISCHTYP**

EIWEISS 30%

Fleisch/Geflügel
Mittlerer Fettgehalt
- Brathähnchen
- Ente, Gans
- Hackfleisch
- Kalbfleisch
- Lammfleisch
- Pute, Rindfleisch
- Schweinefleisch
- Wild

Fettarm
- Hähnchenbrust
- Lachsschinken
- Putenbrust
- Rinderfilet
- Schinken, mager
- Schweinefilet
- Wachteln

Fisch Meeresfrüchte
Mittlerer Fettgehalt
- Garnelen/Shrimps
- Hecht, Karpfen
- Matjes, Muscheln
- Seeteufel
- Thunfisch
- Tintenfisch

Fettarm
- Bachsaibling
- Forelle, Heilbutt
- Kabeljau/Dorsch
- Lachs, geräuchert
- Rotbarschfilet
- Wolfsbarsch

Milchprodukte
Mittlerer Fettgehalt
- Hüttenkäse
- Joghurt, Kefir
- Käse, Milch
- Quark, Sahne

Vegetarische Quellen
- Bambussprossen
- Bohnen, Erbsen
- Kichererbsen
- Leinsamen, Linsen
- Mais, Sojaprodukte

KOHLENHYDRATE 50%

Vollkorn
- Amaranth, Brot
- Basmatireis
- Couscous
- Dinkel
- Haferflocken
- Hartweizennudeln
- Hirse, Müsli
- Pumpernickel
- Reis, Vollkornkekse
- Vollkornprodukte
- Weizen

Gemüse
- Artischocken
- Aubergine
- Blattsalat
- Brokkoli
- Blumenkohl
- Fenchel, Gurke
- Grünkohl
- Grüne Bohnen
- Kohlrabi, Kürbis
- Lauch, Mangold
- Möhren, Paprika
- Pilze, Rettich
- Rosenkohl
- Rote Bete
- Sellerie, Spargel
- Spinat
- Süßkartoffeln
- Tomaten, Weißkohl
- Wirsing, Zucchini
- Zwiebeln

Früchte
- Ananas, Apfel
- Aprikose, Banane
- Beeren, Birne
- Feigen, Kiwi
- Mango, Pfirsich
- Papaya
- Trockenfrüchte
- Weintrauben
- Zitrusfrüchte

Hülsenfrüchte
- Bohnen, Erbsen
- Linsen
- Kichererbsen
- Sojabohnen

FETT 20%

Früchte/Nüsse
Ungesättigte Fettsäuren
- Avocado
- Cashewnüsse
- Erdnüsse
- Haselnüsse
- Kastanien
- Kürbiskerne
- Mandeln, Oliven
- Paranüsse, Pistazien
- Macadamianüsse
- Sonnenblumenkerne
- Walnüsse

Pflanzenöle
Ungesättigte Fettsäuren
- Distelöl, Erdnussöl
- Kokosfett
- Kürbiskernöl
- Leinöl, Olivenöl
- Rapsöl, Sesamöl
- Sonnenblumenöl
- Traubenkernöl
- Walnussöl

Milchprodukte
Gesättigte Fettsäuren (in Maßen)
- Butter, Butterschmalz
- Crème fraîche
- Käse, fettreiche Sorten
- Kokosfett, Sahne
- Saure Sahne

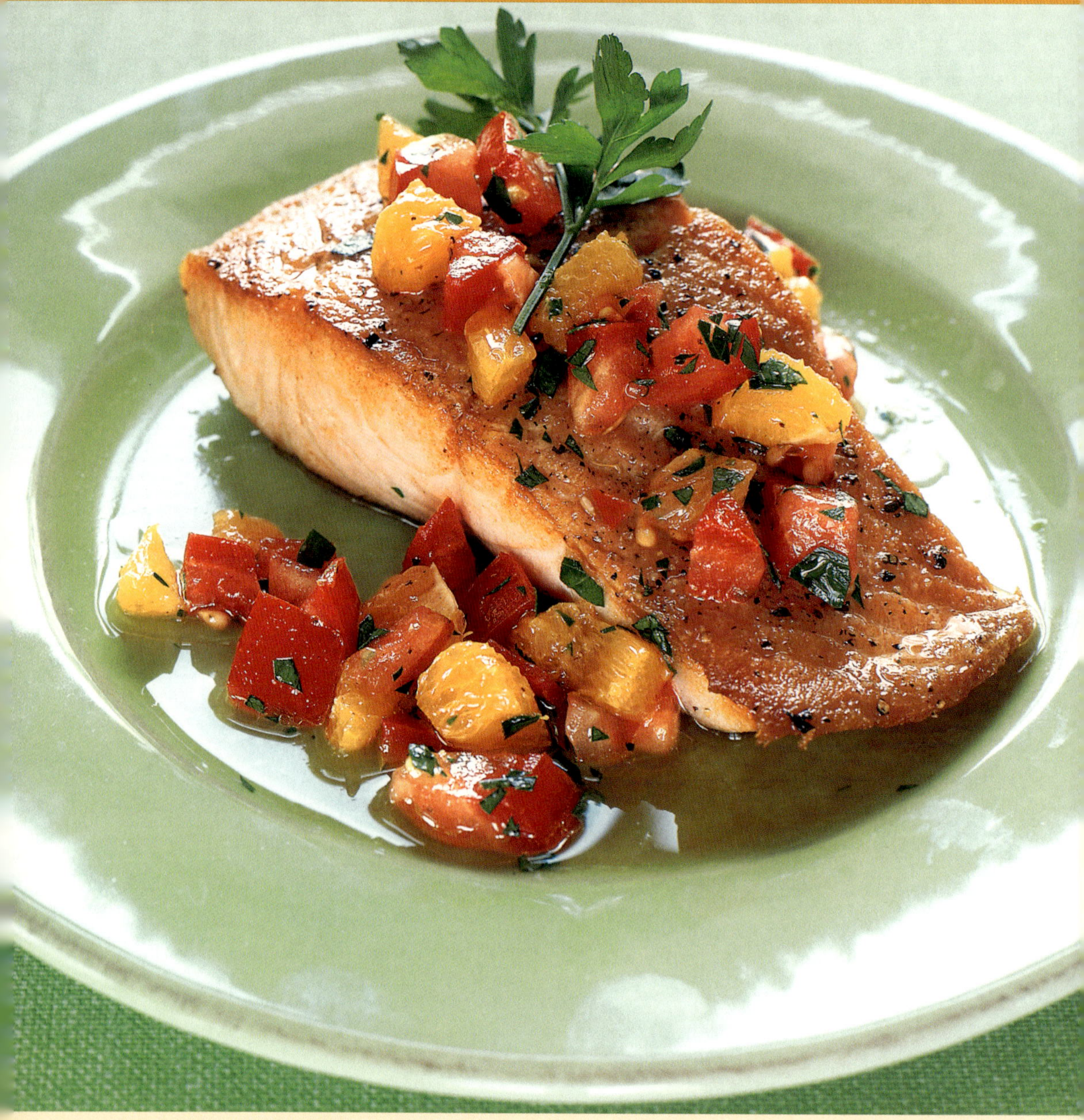

Gebratener Lachs mit Tomaten-Orangen-Salsa. Die optimale Mischung aus Eiweiß, Kohlenhydraten und Fett. Ihr Stoffwechsel wird sich freuen.

1 TAG

Frühstück
Grapefruit-Limetten-Joghurt mit frischen Feigen
Seite 107

Mittagessen
Antipasti-Gemüse dazu Brot
Seite 125

Abendessen
Gebratener Lachs mit Tomaten-Orangen-Salsa
Seite 131

2 TAG

Frühstück
Vollkornbrötchen mit Apfelquark
Seite 109

Mittagessen
Orangen-Möhren-Suppe
Seite 117

Abendessen
Gemüsecrêpes dazu Antipasti-Gemüse (2. Portion)
Seite 123

3 TAG

Frühstück
Avocado-Möhren-Drink mit gerösteten Mandeln
Seite 111

Mittagessen
Couscous-Salat
Seite 124

Abendessen
Kalbsschnitzel mit Zitronensauce
Seite 136

4 TAG

Frühstück
Beeren mit Zimtjoghurt dazu 1 Esslöffel Haferflocken
Seite 106

Mittagessen
Rote-Bete-Suppe
Seite 117

Abendessen
Feuer-Scampi mit Mangosauce
Seite 131

5 TAG

Frühstück
Vollkornbrötchen mit Lachs und Meerrettich-creme
Seite 109

Mittagessen
Gebratener Kabeljau mit Tomaten und Mozzarella
Seite 132

Abendessen
Chili con carne
Seite 137

6 TAG

Frühstück
Kiwi-Orangen-Drink
Seite 112

Mittagessen
Chili con carne (2. Portion)
Seite 137

Abendessen
Feigen-Parmaschinken-Sandwich
Seite 143

4-WOCHEN-**POWER**PLAN

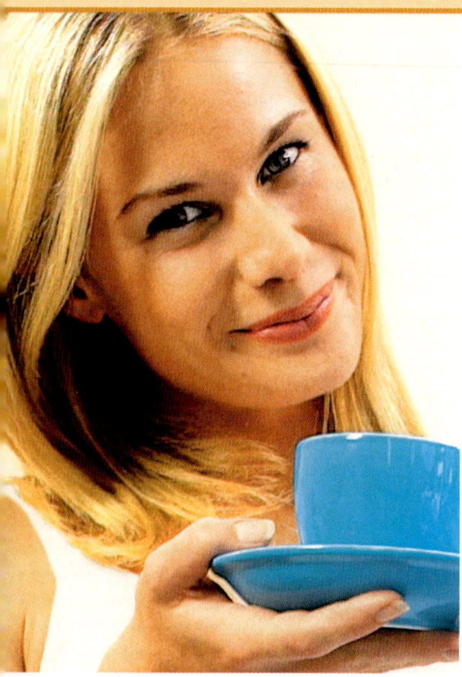

7 TAG

Frühstück
Obatzter mit Pumpernickel
Seite 151

Mittagessen
Rucola mit Parmesan
Seite 121

Abendessen
Putenschnitzel mit Tomaten-Salsa
Seite 139

8 TAG

Frühstück
Bananen-Erdbeer-Shake
Seite 111

Mittagessen
Spaghetti mit Venusmuscheln
Seite 127

Abendessen
Sanft gegartes Rinderfilet mit Rucola
Seite 135

9 TAG

Frühstück
Italienisches Omelett
Seite 108

Mittagessen
Bohnensalat mit Thunfisch
Seite 120

Abendessen
Miso-Suppe
Seite 115

10 TAG

Frühstück
Tomaten-Kresse-Sandwich
Seite 108

Mittagessen
Fruchtiger Salat mit Hähnchenbrust
Seite 120

Abendessen
Glasnudelsuppe
Seite 116

11 TAG

Frühstück
Grapefruit-Shake
Seite 112

Mittagessen
Toskanischer Brotsalat
Seite 124

Abendessen
Süßscharfe Bouillabaisse
Seite 132

12 TAG

Frühstück
Buntes Müsli nach Wahl

Mittagessen
Gekühlte Gurken-Avocado-Suppe
Seite 116

Abendessen
Gedämpfter Wolfsbarsch mit grünen Bohnen
Seite 130

13 TAG

Frühstück
Vollkornbrötchen mit Lachs und Meerrettichcreme
Seite 109

Mittagessen
Gurkensalat mit Ingwer und Minze
Seite 119

Abendessen
Grünes Curry mit Pute
Seite 139

14 TAG

Frühstück
Frischkornmüsli mit Apfel
Seite 107

Mittagessen
Rote-Bete-Suppe
Seite 117

Abendessen
Gebratener Kabeljau mit Tomaten und Mozzarella
Seite 132

15 TAG

Frühstück
Avocado-Möhren-Drink mit gerösteten Mandeln
Seite 111

Mittagessen
Ratatouille
Seite 123

Abendessen
Matjes-Salat
Seite 144

16 TAG

Frühstück
Grapefruit-Limetten-Joghurt mit frischen Feigen
Seite 107

Mittagessen
Brokkolisalat
Seite 119

Abendessen
Forelle in der Folie
Seite 133

17 TAG

Frühstück
Mango-Lassi
Seite 111

Mittagessen
Risotto mit Steinpilzen
Seite 129

Abendessen
Thunfischsalat mit Nektarine
Seite 145

4-WOCHEN-**POWER**PLAN

18 TAG

Frühstück
Fitness-Shake
Seite 113

Mittagessen
Gebratener Lachs mit Tomaten-Orangen-Salsa
Seite 131

Abendessen
Feigen-Parmaschinken-Sandwich
Seite 143

19 TAG

Frühstück
Gekochtes Ei mit Schinkenbrötchen

Mittagessen
Tomatensalat mit Avocado
Seite 121

Abendessen
Sanft gegartes Rinderfilet mit Rucola
Seite 135

20 TAG

Frühstück
Vollkornbrötchen mit Lachs und Meerrettich-creme
Seite 109

Mittagessen
Schneller Nudelsalat
Seite 148

Abendessen
Glasnudelsuppe
Seite 116

21 TAG

Frühstück
Kiwi-Orangen-Drink
Seite 112

Mittagessen
Schneller Nudelsalat (2. Portion)
Seite 148

Abendessen
Lammfilet mit Joghurtsauce
Seite 137

22 TAG

Frühstück
Beeren mit Zimtjoghurt dazu 1 Esslöffel Haferflocken
Seite 106

Mittagessen
Hähnchenbrust in Folie gegart
Seite 140

Abendessen
Couscous-Salat
Seite 124

23 TAG

Frühstück
Tomaten-Basilikum-Drink
Seite 113

Mittagessen
Gedämpfter Wolfsbarsch mit grünen Bohnen
Seite 130

Abendessen
Satéspieße mit Erdnuss-Sauce
Seite 141

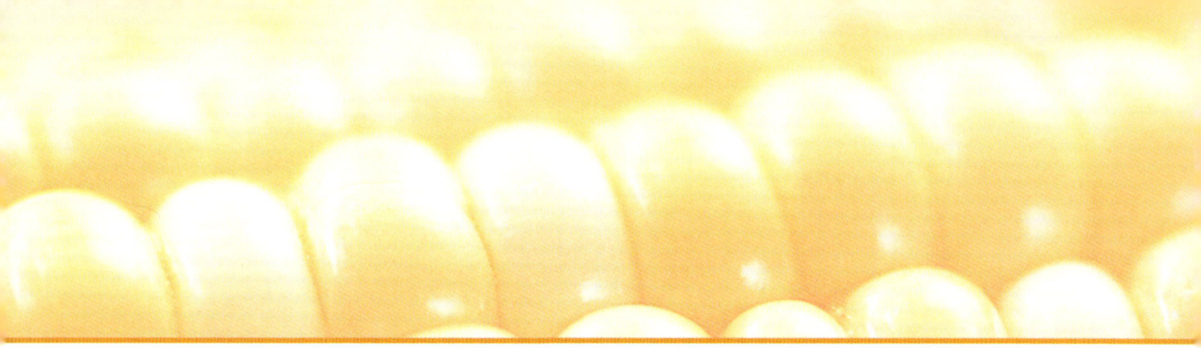

24 TAG

Frühstück

Avocado-Möhren-Drink mit gerösteten Mandeln

Seite 111

Mittagessen

Spaghetti mit Venusmuscheln

Seite 127

Abendessen

Tomatensuppe mit Limette

Seite 149

25 TAG

Frühstück

Obatzter mit Pumpernickel

Seite 151

Mittagessen

Brokkolisalat

Seite 119

Abendessen

Ratatouille

Seite 123

26 TAG

Frühstück

Vollkornbrötchen mit Apfelquark

Seite 109

Mittagessen

Scharfer Thai-Blumenkohl

Seite 125

Abendessen

Fruchtiger Salat mit Hähnchenbrust

Seite 120

27 TAG

Frühstück

Frischkornmüsli mit Apfel

Seite 107

Mittagessen

Bunter Wurstsalat

Seite 151

Abendessen

Süßscharfe Bouillabaisse

Seite 132

28 TAG

Frühstück

Grapefruit-Limetten-Joghurt mit frischen Feigen

Seite 107

Mittagessen

Rote-Bete-Suppe

Seite 117

Abendessen

Geflügelsalat mit Ananas

Seite 138

TYPTIPP

Sie dürfen alles essen, was Sie möchten, Hauptsache, Sie ernähren sich nicht zu einseitig. Ideal für Zwischendurch: Obst, Gemüse, Säfte, Trockenfrüchte, Quark, Joghurt, Buttermilch, Vollkorngebäck, Nüsse oder Müsliriegel.

PILATES – BALANCE
FÜR DEN MISCHTYP

TYPTIPP

»Lass die Bewegung aus einer starken Mitte fließen«, lautet der zentrale Leitsatz des Pilates. Gemeint ist die spezielle Pilates-Atmung: tiefe Züge durch die Nase ein, durch den Mund wieder aus. Für den Anfang gilt: Einatmen in der Ruhestellung, ausatmen in der Bewegung. Wichtig: Auch bei noch so schwierigen Übungen niemals die Luft anhalten, dann lieber frei atmen, als ins Stocken zu geraten.

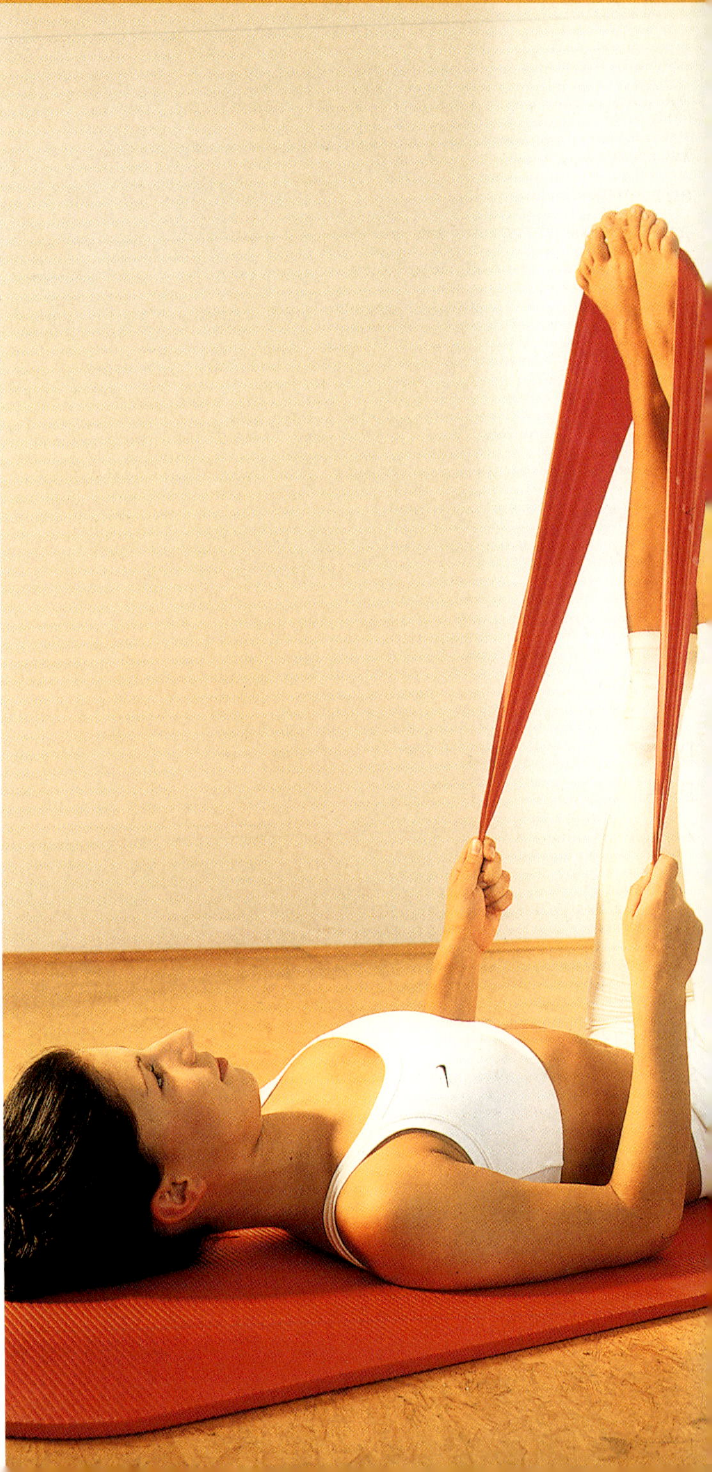

Mit Pilates kommt Ihr Körper in Bestform

Welche Lebensmittel Sie essen müssen, damit Ihr Stoffwechsel effizient arbeitet, wissen Sie nun. Doch das reicht nicht aus. Abnehmen funktioniert nur mit der Doppelstrategie aus typgerechter Ernährung und Bewegung. Wählen Sie am besten Sportarten, die nicht zu sanft, aber auch nicht zu anstrengend sind. So bleibt Ihr Stoffwechsel im Gleichgewicht.
Probieren Sie doch einmal Power Pilates - eine Mischung aus Yoga, Akrobatik und Ballett - genau das Richtige für Sie. Falls Sie aktive Sportarten lieben, gönnen Sie sich danach unbedingt eine kleine Auszeit. So kommt der Stoffwechsel auch langsam wieder zur Ruhe.

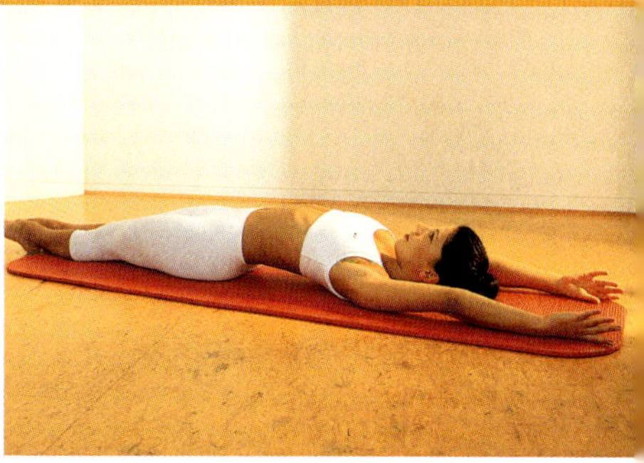

Mit dieser Übung lernen Sie, Ihren ganzen Körper – von den Fingerspitzen bis zu den Zehen – bewusst zu fühlen

Warmup-Stretch

1 Legen Sie sich auf den Rücken und entspannen Sie sich. Dann strecken Sie beide Arme lang über den Kopf. Dehnen Sie den ganzen Körper gründlich aus. Sie sollten die Dehnung im ganzen Körper von den Fingerspitzen bis zu den Zehen spüren (siehe Foto rechts).

2 Atmen Sie aus. Heben Sie dabei den Rücken vom Boden ab und zwar Wirbel für Wirbel. Die Bewegung findet ganz langsam statt, fast wie in Zeitlupe. Wenn der untere Rücken des Brustkorbes vom Boden abgehoben ist, konzentrieren Sie sich auf den unteren Bereich des Brustkorbes und öffnen Sie ihn nach außen.

3 Nochmals ausatmen. Dann rollen Sie den Rücken wieder Wirbel für Wirbel langsam nach unten ab. Die Wirbelsäule drückt dabei fest gegen den Boden. Wiederholen Sie die Übung fünfmal.

PILATES – BALANCE

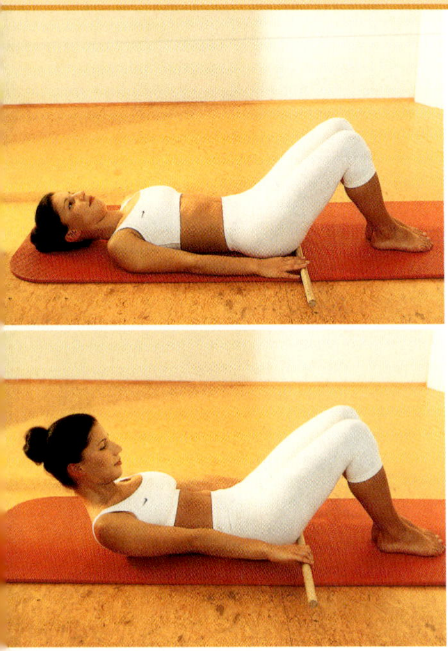

Mit dieser Übung stärken Sie vor allem Ihre Körpermitte, im Pilates »Powerhouse« genannt

Hundreds

Sie brauchen dazu: einen Stock.

1 Legen Sie sich auf den Rücken und platzieren Sie den Stock unterhalb des Gesäßes und halten Sie ihn mit gestreckten Armen fest. Dabei spüren Sie, wie sich die Schulterblätter nach unten bewegen.

2 Ausatmen. Dann ziehen Sie den Bauch in Richtung Wirbelsäule ein und machen die Wirbelsäule lang, während Sie die Brust und den Kopf anheben.

3 Der untere Rücken bleibt fest auf dem Boden, die Beine werden etwas angehoben und lang ausgestreckt. Nun machen Sie kurze, pulsierende Übungen mit den Armen. Die Bewegung kommt aus dem Schultergelenk.

4 Dabei machen Sie kurze, schnelle Atembewegungen im selben Rhythmus wie die Armbewegungen – zwei Atemzüge durch die Nase einatmen, zwei Atemzüge durch den Mund ausatmen. Mit jedem Atemzug wird Ihr Bauch flacher und zieht sich mehr nach innen.

Machen Sie anfangs so viele Wiederholungen, wie Sie schaffen und steigern Sie auf 100 Wiederholungen (daher der Name »Hundreds«).

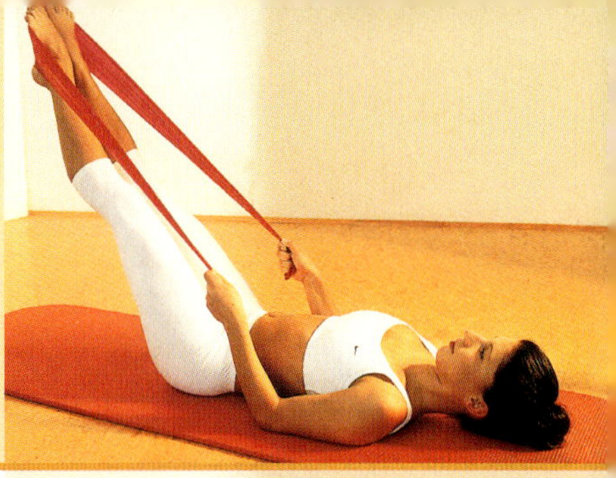

Pomuskulatur und Leg Arcs (Beinbögen)

Sie brauchen dazu: ein Theraband – ersatzweise einen Bademantelgürtel.

1 Legen Sie sich auf den Rücken und strecken Sie langsam die Beine parallel über das Becken. Der untere Rücken presst dabei automatisch gegen den Boden. Nun wickeln Sie das Theraband um beide Füße. Strecken Sie die Beine nur so weit, dass Ihre Gesäßmuskeln dabei nicht schmerzen.

2 Atmen Sie ein. Nun bringen Sie die Beine so weit wie möglich nach unten. Der untere Rücken muss aber unbedingt auf dem Boden liegen. Die Bewegung darf ruhig sehr klein sein. Wie weit Sie die Beine nach unten strecken können, hängt nämlich davon ab, wie flexibel Ihre Bein- und wie kräftig Ihre Bauchmuskeln sind.

3 Ausatmen. Bewegen Sie dabei Ihre Beine wieder zurück über das Becken. Dabei dehnen Sie die Wirbelsäule. Die Beine bleiben direkt über dem Becken. Sie sollen nicht weiter bewegt werden.

Wiederholen Sie die Übung zehnmal. Variation: Ohne Band ist diese Übung etwas anstrengender – eine gute Aufbauübung für fortgeschrittene Pilates-Schüler.

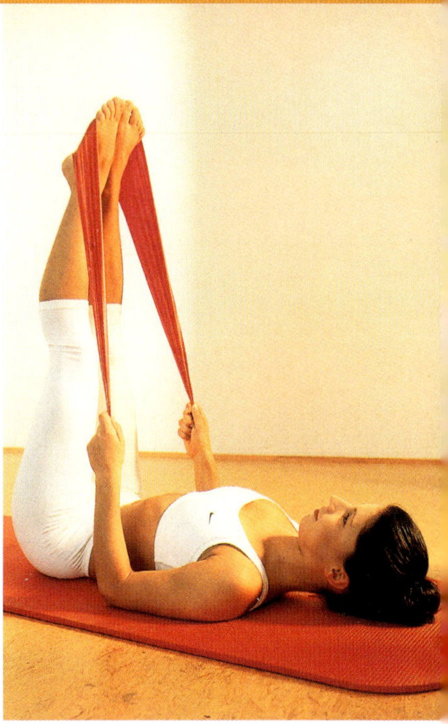

Diese Übung trainiert besonders die Pomuskulatur und die Hüftbeuger

PILATES – BALANCE

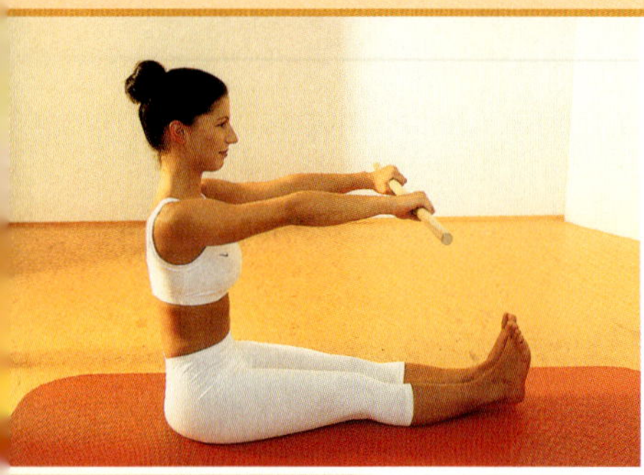

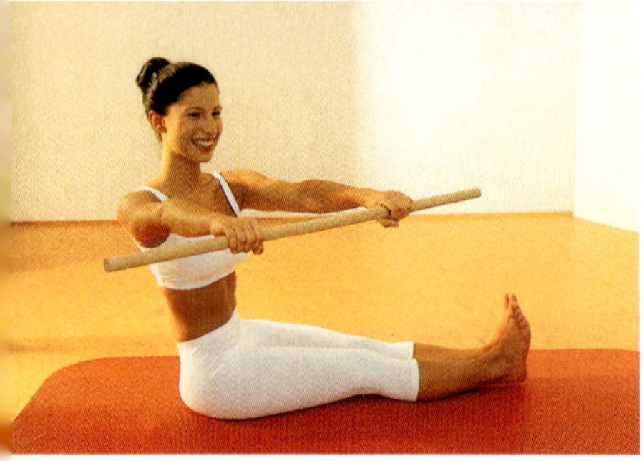

Der Spintwist trainiert Hüft- und Bauchmuskulatur und sorgt für eine schmale, feste Taille

Spintwist (Wirbelsäulen-Drehung)

Sie brauchen dazu: einen Stock.

1 Setzen Sie sich auf den Boden und strecken Sie die Beine geschlossen vor sich aus. Die Knie sind durchgestreckt und die Zehenspitzen angezogen. Der Oberkörper schaut nach vorne, und die Schultern sind entspannt. Die Arme sind ebenfalls nach vorne ausgestreckt und die Ellenbogen leicht angewinkelt.

2 Nun drehen Sie den gesamten Brustkorb mit Armen und Kopf in einer schnellen Bewegung auf eine Seite. Machen Sie zwei kleine, pulsierende Bewegungen zu dieser Seite und atmen Sie dabei in ganz kurzen, schnellen Zügen aus und ein.

3 Dann atmen Sie aus und kommen mit einer ebenso schnellen, ruckartigen Bewegung wieder zurück in die Ausgangsposition. Ziehen Sie den Bauch jetzt weiter ein und richten Sie die Wirbelsäule noch stärker auf – ausgehend vom Beckenbereich bis hin zum Oberkopf. Im Anschluss wiederholen Sie das Ganze zur anderen Seite. Jeweils fünfmal pro Seite.

Rest (Ruheposition)

1 Knien Sie auf den Boden. Ihr Po sitzt dabei auf den Fersen.

2 Nun rollen Sie das Becken langsam zurück und strecken die Arme nach vorne auf dem Boden aus. Rollen Sie den Oberkörper weiter nach vorne, bis die Wirbelsäule über dem Boden ausgestreckt ist. Die Fingerspitzen greifen weit nach vorne, während das Becken nach hinten zieht. Der Rücken bleibt weich gerundet. Bleiben Sie mindestens 30 Sekunden in dieser Position und entspannen Sie Ihren Körper.

3 Dann rollen Sie Wirbel für Wirbel wieder zurück in die Ausgangsposition. Die Rückwärtsbewegung fängt am Becken an und setzt sich über die gesamte Wirbelsäule bis zum Kopf fort.

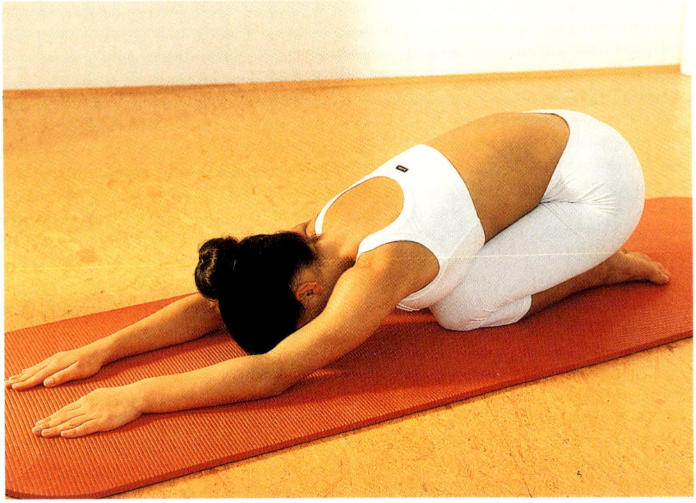

Entspannen, ausruhen, neu auftanken – mit dieser Ruheposition sollten Sie jedes Pilates-Workout abschließen

DIE REZEPTE

DIE REZEPTE

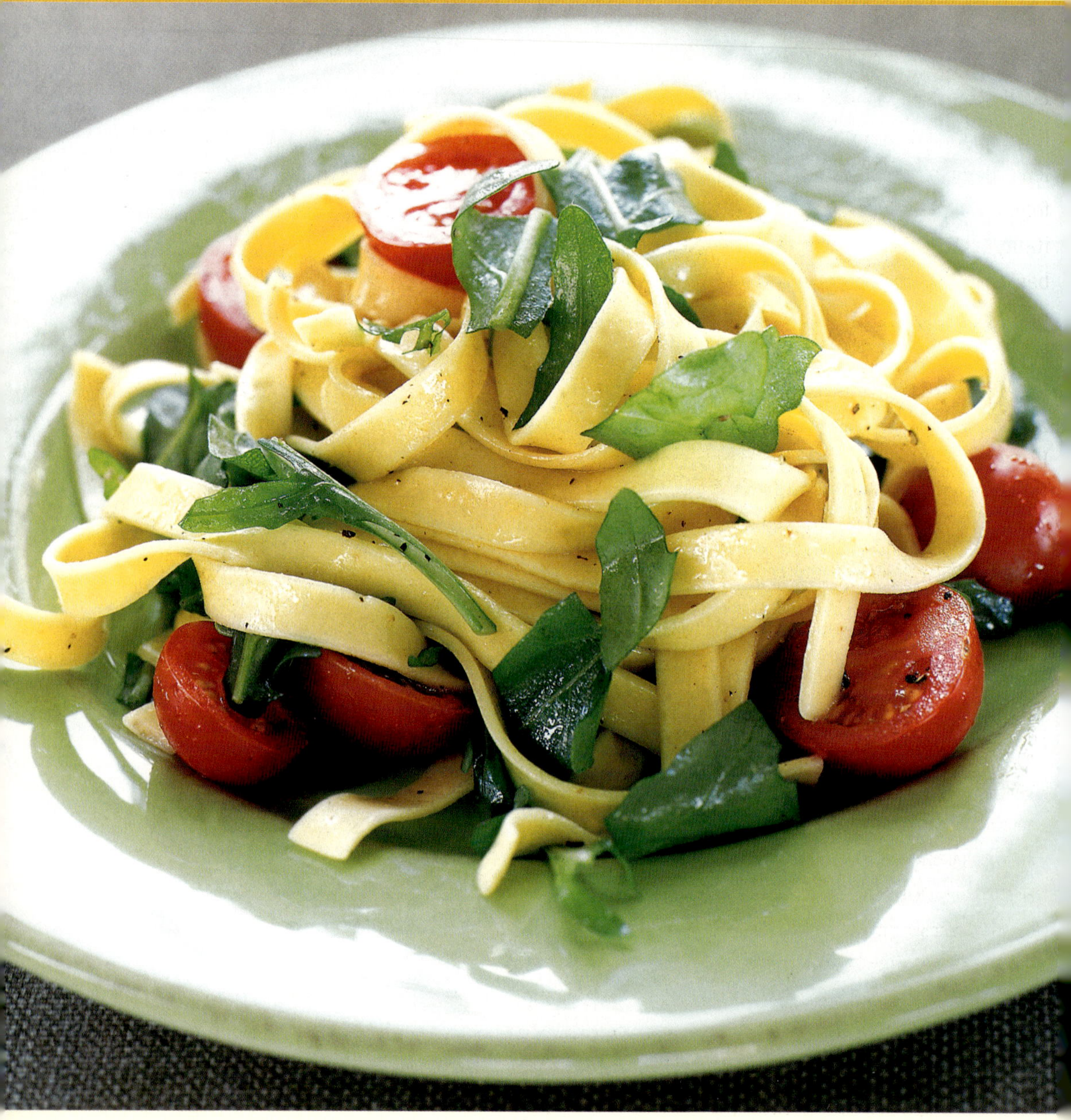

Auf den folgenden Seiten finden Sie leckere Rezepte für Ihren Stoffwechseltyp: Frühstück, Suppen, Salate, Pasta-, Fisch- und Fleischgerichte.

Das Beste für Ihren Stoffwechseltyp

Kochen macht Spaß. Doch Ihnen fehlen einfach die Ideen für leichte, gesunde, aber zugleich leckere Gerichte? Auf den nachfolgenden Seiten finden Sie garantiert etwas Passendes: Das italienische Omelett, für Menschen, die den Tag gerne herzhaft beginnen. Die Spaghetti aglio e olio, die auch der Strohwitwer perfekt hinkriegt. Die Ratatouille, die Vegetariern und Kindern schmeckt. Die Guacamole, von denen auch Ihre Gäste begeistert sein werden, die man aber auch blitzschnell im Büro zubereiten kann.

Essen Sie nach dem 4-Wochen-Plan oder kombinieren Sie die Rezepte nach Herzenslust, je nachdem worauf Sie gerade Lust haben. Achten Sie nur darauf, dass Sie Rezepte auswählen, die für Ihren Stoffwechseltyp geeignet sind. Heute keine Zeit zu kochen? Kein Problem, ab Seite 146 finden Sie einige Schnell-Koch-Rezepte, deren Zubereitung höchstens 15 Minuten dauert.

SO BEHALTEN SIE **DEN ÜBERBLICK**

Unter allen Rezepten ist der Kalorien-, Eiweiß-, Kohlenhydrat- und Fettgehalt angegeben. So können Sie – je nach Bedarf – die jeweilige Nährstoffration aufstocken. Eiweißtypen brauchen mehr Eiweiß, können so beispielsweise die Fisch- oder Fleischportion vergrößern oder einen Joghurt zum Nachtisch essen. Kohlenhydrattypen erhöhen die Zufuhr an Kohlenhydraten in Form von Reis, Pasta oder etwas Vollkornbrot. Mischtypen achten einfach darauf, dass sich die Nährstoffe in etwa die Waage halten. Alle Rezepte sind mit den jeweiligen Symbolen gekennzeichnet, es gibt einige Rezepte, die sind für mehrere Typen geeignet. Grundsätzlich gilt: Als Beilage wählt der Kohlenhydrattyp mehr Pasta oder Brot. Der Eiweißtyp darf bei Gemüse und Salat zugreifen. Der Mischtyp hat die freie Auswahl.

Alle Rezepte sind – falls nicht anders angegeben – für eine Person berechnet. Sie schmecken aber bestimmt auch Ihrem Partner, Ihrer Familie oder Ihren Freunden. Ganz einfach die Mengen vervielfachen. Kein Problem.

Nützliche Symbole

- bürotauglich
- raffiniert
- blitzschnell fertig
- zum Aufwärmen geeignet

- * für den Eiweißtyp
- für den Kohlenhydrattyp
- für den Mischtyp

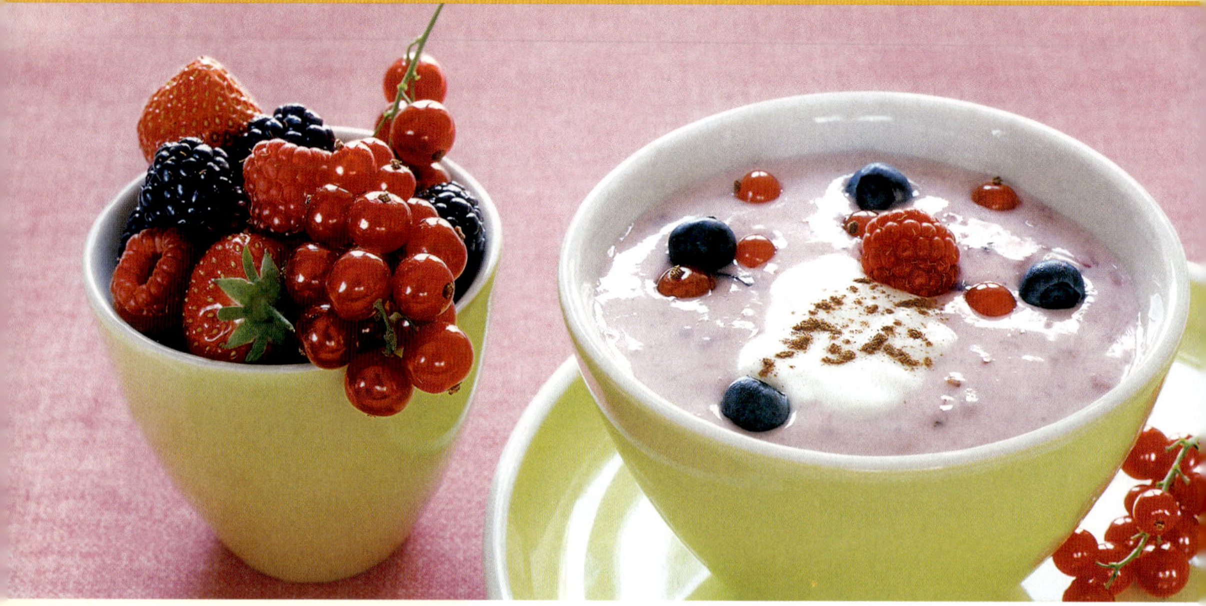

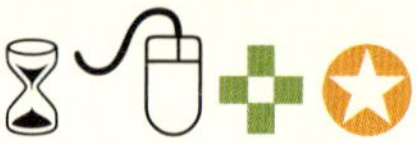

Beeren mit Zimtjoghurt

Zutaten

100 g gemischte Beeren
150 g Joghurt
1 TL Agavendicksaft
1 Msp. Zimt

1. Die Beeren waschen und abtropfen lassen. Einige zur Dekoration aufbewahren, die anderen mit der Gabel zerdrücken.
2. Joghurt, Agavendicksaft und Zimt zugeben und das Ganze kräftig verrühren. In eine Schüssel geben und mit den restlichen Beeren dekorieren.

Pro Portion etwa: 177 Kalorien; 10 g Eiweiß; 3 g Fett; 28 g Kohlenhydrate

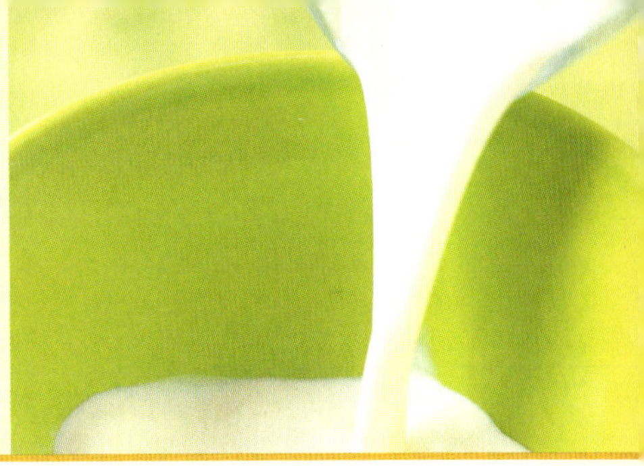

Grapefruit-Limetten-Joghurt mit frischen Feigen

1. Den Joghurt mit Agavendicksaft verrühren. Die Grapefruit schälen, klein schneiden und unter den Joghurt rühren.
2. Die Feigen waschen und in feine Spalten schneiden. Auf dem Joghurt verteilen und mit Limettensaft beträufeln.

Pro Portion etwa: 279 Kalorien; 10 g Eiweiß; 5 g Fett; 41 g Kohlenhydrate

Zutaten

150 g fettarmer Joghurt
1 TL Agavendicksaft
1 rosa Grapefruit
2 Feigen
Saft von 1 Limette

Frischkornmüsli mit Apfel

1. Das Frischkorn und die Rosinen in ein Schälchen geben und mit Milch verrühren.
2. Den Apfel waschen, schälen und fein raspeln. Gleich mit Zitronensaft, Joghurt und Dicksaft verrühren. Apfeljoghurt unter das Frischkornmüsli mengen.

Pro Portion etwa: 364 Kalorien; 12 g Eiweiß; 4 g Fett; 68 g Kohlenhydrate

Zutaten

50 g frisch gequetschte Getreidekörner (aus dem Reformhaus)
1 EL Rosinen
5 EL Milch
1 Apfel
1 TL Zitronensaft
100 g fettarmer Joghurt
1 TL Agavendicksaft

Tomaten-Kresse-Sandwich

Zutaten

2 Tomaten
1 kleines Kästchen Kresse
2 EL Frischkäse
Salz, Pfeffer
4 Scheiben Vollkornbrot

1. Die Tomaten waschen, Stielansätze entfernen und Früchte in dünne Scheiben schneiden.
2. Die Kresse abschneiden und mit Frischkäse, Salz und Pfeffer vermengen. Auf je zwei Brotscheiben verstreichen und mit den Tomatenscheiben belegen.
3. Die zweite Brotscheibe darauf legen und zusammenklappen.

Pro Portion etwa: 326 Kalorien; 14 g Eiweiß; 11 g Fett; 40 g Kohlenhydrate

Italienisches Omelett

Zutaten

1 kleiner Zucchino
1 Tomate
1 TL Olivenöl
2 Eier
2 EL Mineralwasser
frische, gemischte Kräuter
Salz, Pfeffer

1. Den Zucchino und die Tomate waschen, putzen und in kleine Würfel schneiden. Die Kräuter waschen, putzen und klein hacken, einen Teil beiseite legen.
2. Öl in einer beschichteten Pfanne erhitzen und die Zucchiniwürfel kurz darin andünsten. Die Tomaten zugeben.
3. Die Eier mit Mineralwasser, Kräutern, Salz und Pfeffer verquirlen. Über die Gemüsewürfel in die Pfanne gießen und bei schwacher Hitze stocken lassen. Auf einen Teller gleiten lassen und mit restlichen frischen Kräutern garnieren.

Pro Portion etwa: 272 Kalorien; 19 g Eiweiß; 19 g Fett; 6 g Kohlenhydrate

Vollkornbrötchen mit Apfelquark

1. Den Apfel waschen, wenn nötig schälen. Klein schneiden und grob raspeln, sofort mit Zitronensaft beträufeln.
2. Quark mit Milch glatt rühren. Apfelraspel und Mandelblättchen untermischen.
3. Den Quark auf dem halbierten Vollkornbrötchen verteilen.

Pro Portion etwa: 328 Kalorien; 15 g Eiweiß; 5 g Fett; 55 g Kohlenhydrate

Zutaten

1 Apfel
1 TL Zitronensaft
50 g Magerquark
2 EL fettarme Milch
1 EL Mandelblättchen
1 Vollkornbrötchen

Vollkornbrötchen mit Lachs und Meerrettichcreme

1. Den Frischkäse mit Meerrettich und Zitronensaft verrühren. Mit Salz und Pfeffer würzen.
2. Die Frühlingszwiebeln waschen, putzen, in feine Ringe schneiden und unterheben.
3. Das Brötchen aufschneiden und mit der Creme bestreichen. Den Räucherlachs darauf verteilen.

Pro Portion etwa: 459 Kalorien; 30 g Eiweiß; 24 Fett; 32 g Kohlenhydrate

Zutaten

50 g Frischkäse
1 TL Meerrettich
etwas Zitronensaft
Salz, Pfeffer
1–2 Frühlingszwiebeln
1 Vollkornbrötchen
100 g Räucherlachs (in Scheiben)

FRUCHTIGE **VITALSHAKES**

SCHNELL UND FIT

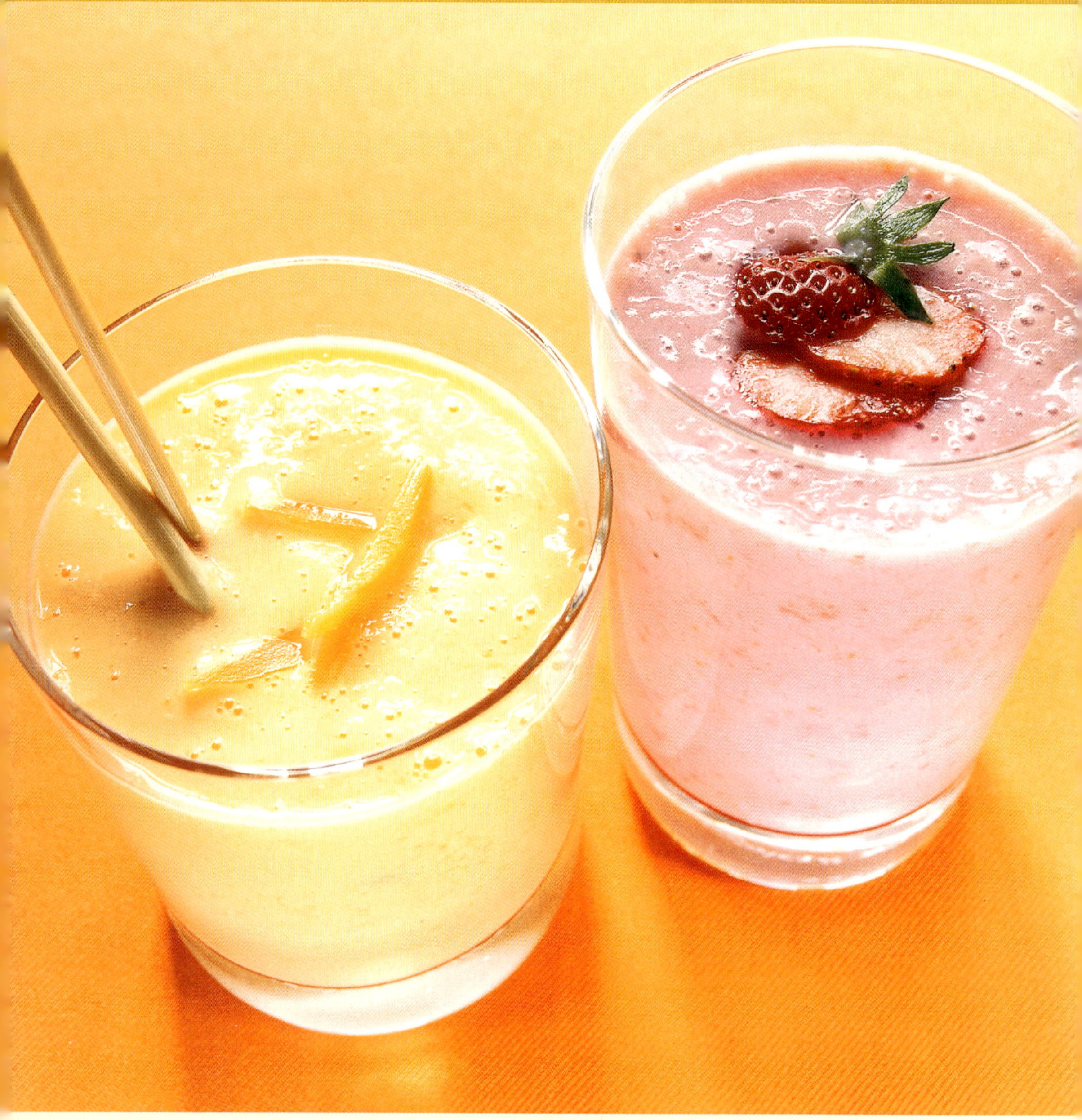

Ob zum Frühstück oder einfach zwischendurch: Diese gesunden Vitalshakes versorgen den Körper mit einem bunten Mix aus Vitaminen und Mineralstoffen.

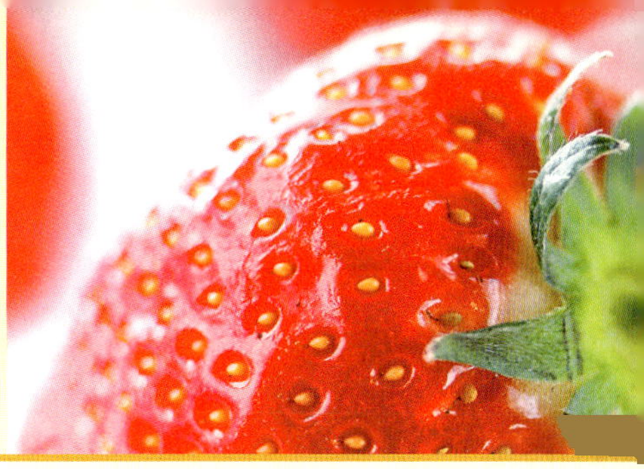

Bananen-Erdbeer-Shake (Foto)

1. Die Banane schälen und in Scheiben schneiden. Erdbeeren waschen, entstielen und halbieren.
2. Bananen- und Erdbeerstückchen mit der Milch im Mixer verquirlen.

Zutaten

1 Banane
150 g Erdbeeren
200 ml fettarme Milch

Pro Portion etwa: 240 Kalorien; 9 g Eiweiß; 4 g Fett; 40 g Kohlenhydrate

Mango-Lassi (Foto)

1. Die Mango waschen, schälen, das Fruchtfleisch vom Stein lösen und klein schneiden.
2. Die Fruchtstücke in einen Mixer geben und mit Joghurt, Kefir und Zitronensaft pürieren. In ein Glas gießen und mit Mineralwasser auffüllen.

Zutaten

1 kleine Mango
150 g fettarmer Joghurt
50 ml Kefir
1 EL Zitronensaft
50 – 100 ml Mineralwasser

Pro Portion etwa: 187 Kalorien; 10 g Eiweiß; 4 g Fett; 27 g Kohlenhydrate

Avocado-Möhren-Drink mit gerösteten Mandeln

1. Die Mandelblättchen in einer beschichteten Pfanne ohne Fett hellbraun rösten. Auf einem Teller abkühlen lassen.
2. Das Fruchtfleisch aus der Avocadohälfte herauslösen, klein schneiden und mit dem Möhrensaft im Mixer pürieren. Mit den Mandeln bestreuen.

Zutaten

2 TL Mandelblättchen
1/2 Avocado
200 ml Möhrensaft

Pro Portion etwa: 259 Kalorien; 4 g Eiweiß; 21 g Fett; 15 g Kohlenhydrate

FRUCHTIGE **VITALSHAKES**

Grapefruit-Shake

Zutaten

2 rosa Grapefruits
150 g Erdbeeren
1 TL Agavendicksaft

1. Die Grapefruits halbieren und auspressen. Erdbeeren waschen, entstielen, fein zerdrücken oder pürieren.
2. Den Grapefruitsaft kräftig unterrühren und mit Dicksaft abschmecken.

Pro Portion etwa: 316 Kalorien; 4 g Eiweiß; 1 g Fett; 57 g Kohlenhydrate

Kiwi-Orangen-Drink

Zutaten

2 Kiwis
2 große Orangen

1. Die Kiwis waschen, schälen und klein schneiden. Orangen halbieren und auspressen.
2. Den Saft mit den Kiwistücken im Mixer verquirlen.

Pro Portion etwa: 219 Kalorien; 4 g Eiweiß; 1 g Fett; 42 g Kohlenhydrate

Lassi mit Basilikum

Zutaten

1/2 Bund Basilikum
1/2 kleine Chilischote
150 g fettarmer Joghurt
50 ml Kefir
1 EL Zitronensaft
Salz, Pfeffer
50 – 100 ml Mineralwasser

1. Das Basilikum waschen, trockenschütteln und klein schneiden. Chili fein hacken.
2. Alles mit Joghurt, Kefir und Zitronensaft pürieren. Mit Salz und Pfeffer würzen. Lassi in ein Glas gießen und mit Mineralwasser auffüllen.

Pro Portion etwa: 122 Kalorien; 9 g Eiweiß; 3 g Fett; 13 g Kohlenhydrate

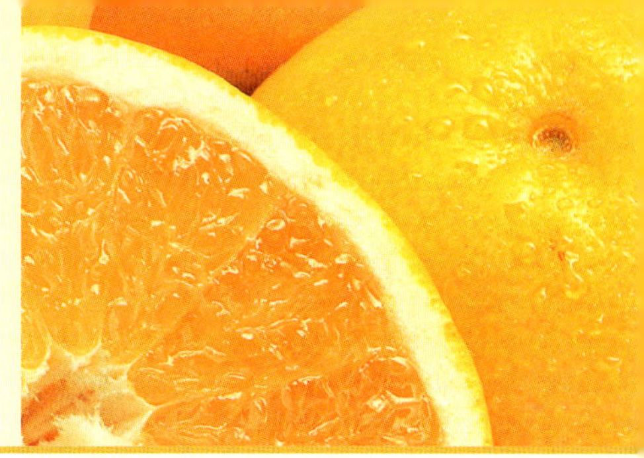

Tomaten-Basilikum-Drink

Zutaten

- 400 g gestückelte Tomaten (aus der Dose)
- Saft von 1 Orange
- Saft von 1 Zitrone
- Salz, Pfeffer
- einige Basilikumblätter

1. Tomaten, Orangen- und Zitronensaft im Mixer verquirlen. Mit Salz und Pfeffer abschmecken und in ein Glas mit Eiswürfeln füllen.
2. Das Basilikum waschen, in Streifen schneiden und unterrühren.

Pro Portion etwa: 140 Kalorien; 4 g Eiweiß; 1 g Fett; 25 g Kohlenhydrate

Melone-Ingwer-Mix

Zutaten

- 1/4 Honigmelone
- 1 TL Limettensaft
- 1 kleines Stück Ingwerwurzel
- 1–2 TL Ahornsirup
- 150 ml Grapefruitsaft

1. Die Melone entkernen. Das Fruchtfleisch herauslösen und pürieren. Limettensaft unterrühren.
2. Den Ingwer schälen, fein hacken und zusammen mit dem Ahornsirup unter das Melonenmus rühren. Mit gut gekühltem Grapefruitsaft mischen.

Pro Portion etwa: 120 Kalorien; 2 g Eiweiß; 0 g Fett; 23 g Kohlenhydrate

Fitness-Shake

Zutaten

- 3 frische Aprikosen
- 100 ml Möhrensaft
- 100 ml fettarme Milch

1. Die Aprikosen waschen und klein schneiden. Mit dem Möhrensaft fein pürieren.
2. Die Milch dazugießen und noch einmal kräftig durchmixen.

Pro Portion etwa: 141 Kalorien; 5 g Eiweiß; 2 g Fett; 25 g Kohlenhydrate

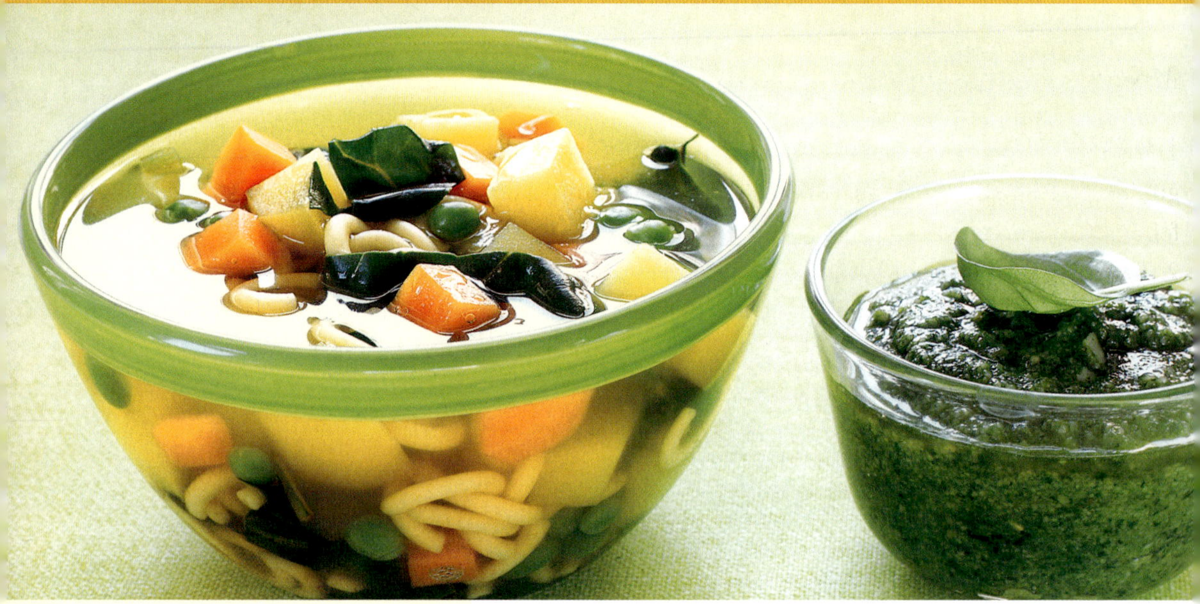

Minestrone mit Pesto (ergibt 2 Portionen)

Zutaten
1 Möhre
2 Kartoffeln
1 – 2 EL Olivenöl
1 Knoblauchzehe
400 ml Gemüsebrühe
1 kleine Stange Staudensellerie
50 g Mangold
4 EL Erbsen (TK)
Salz, Pfeffer
geriebene Muskatnuss
1 EL Suppennudeln
1 – 2 TL Pesto (Rezept Seite 127)

1. Die Möhren und Kartoffeln waschen, schälen, klein würfeln und in Olivenöl andünsten. Eine halbe Knoblauchzehe dazupressen, kurz erhitzen und mit der Gemüsebrühe aufgießen.
2. Den Sellerie und Mangold putzen und in feine Scheiben bzw. Streifen schneiden. Mit den Erbsen zur Brühe geben und mit Salz, Pfeffer und Muskat würzen. Zugedeckt bei geringer Hitze 30 Minuten garen. Die Nudeln etwa 10 Minuten vor Ende der Garzeit zugeben.
3. Die Minestrone abschmecken und mit Pesto servieren.

Pro Portion etwa: 347 Kalorien; 8 g Eiweiß; 18 g Fett; 36 g Kohlenhydrate

Miso-Suppe

1. Die Pilze in etwas Wasser einweichen. Inzwischen den Tofu gut abtropfen lassen und in kleine Würfel schneiden. Pilze in feine Streifen schneiden.
2. Dashi in einem Topf aufkochen, die Pilze hineingeben und etwa 1 Minute kochen lassen. Die Tofuwürfel dazugeben.
3. Die Miso-Paste in einer Schöpfkelle langsam in die Suppe tauchen und verrühren, bis sich die Paste völlig aufgelöst hat, dann unterrühren. Die Suppe in ein Schälchen füllen.

Zutaten

25 g getrocknete Shiitake-Pilze
50 g Tofu
200 ml Dashi
(Blaufischbrühe; im Asia-Laden)
1 EL Miso (Sojabohnenpaste)

Pro Portion etwa: 119 Kalorien; 8 g Eiweiß; 8 g Fett; 5 g Kohlenhydrate

Spinatsuppe mit pochiertem Ei

1. Schalotten und Knoblauch abziehen, fein würfeln und in einem Topf mit Butter andünsten. Mit der Gemüsebrühe aufgießen und 15 Minuten leise kochen lassen.
2. Inzwischen 1/4 Liter Wasser mit Essig und 1 Prise Salz zum Kochen bringen. Das Ei vorsichtig aufschlagen und behutsam in das Essigwasser gleiten lassen. 4 Minuten ziehen lassen und zugedeckt warm stellen.
3. Den Blattspinat putzen, waschen und zur Brühe in den Topf geben. Kurz mitgaren und mit dem Mixstab pürieren. Mit Salz, Pfeffer, Muskat und Zitronensaft abschmecken. Das Ei in einen Teller legen und mit Suppe übergießen.

Zutaten

1/2 Schalotte
1/2 Knoblauchzehe
1 TL Butter
1/4 l Gemüsebrühe
1 EL Weißweinessig
Salz
1 Ei
200 g Blattspinat
Pfeffer
geriebene Muskatnuss
Zitronensaft

Pro Portion etwa: 226 Kalorien; 14 g Eiweiß; 16 g Fett; 6 g Kohlenhydrate

KÖSTLICHE SUPPEN

Gekühlte Gurken-Avocado-Suppe

Zutaten
1 kleine Gartengurke
1 kleine Schalotte
etwas Kresse
1 kleine Avocado
2 EL Zitronensaft
150 ml Gemüsebrühe
Salz, Pfeffer

1. Die Gurke waschen, putzen und längs halbieren. Das Fruchtfleisch entkernen und in grobe Stücke schneiden. Schalotte abziehen und mit Kresse und Gurkenstücken im Mixer pürieren.
2. Die Avocado entkernen und das herausgelöste Fruchtfleisch mit dem Zitronensaft zum Gurkenpüree geben und nochmals kräftig durchmixen.
3. Die Gemüsebrühe zugeben, mit Salz und Pfeffer abschmecken und etwa 1 Stunde in den Kühlschrank stellen.

Pro Portion etwa: 312 Kalorien; 4 g Eiweiß; 28 g Fett; 10 g Kohlenhydrate

Glasnudelsuppe

Zutaten
1 Frühlingszwiebel
1/2 kleine Chilischote
200 ml Fischfond (aus dem Glas)
20 g Glasnudeln
1 kleines Stück Ingwerwurzel
25 g Sojasprossen
2 Cocktailgarnelen
(geschält und gegart)
Zitronensaft
Pfeffer
2 TL Sojasauce

1. Die Frühlingszwiebel waschen, putzen und schräg in 2 cm lange Stücke schneiden. Die Chilischote in Ringe schneiden, dabei die Kerne entfernen.
2. Den Fischfond mit Glasnudeln und Ingwer in einen Topf geben und zum Kochen bringen. Ingwer herausnehmen.
3. Frühlingszwiebeln, Sojasprossen und Garnelen in die Suppe geben und bei geringer Hitze 5 Minuten ziehen lassen. Mit Zitronensaft, Pfeffer und Sojasauce würzen.

Pro Portion etwa: 151 Kalorien; 17 g Eiweiß; 2 g Fett; 16 g Kohlenhydrate

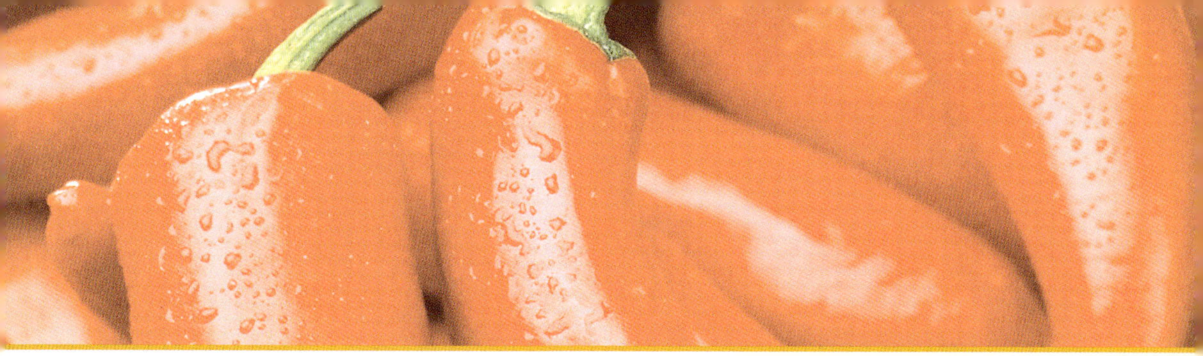

Orangen-Möhren-Suppe

1. Die Schalotte abziehen und fein hacken. Möhren und Kartoffel waschen, schälen und klein schneiden.
2. Die gehackten Schalotten in Olivenöl 4 bis 5 Minuten glasig dünsten. Möhren zugeben, mit Zucker bestäuben und 2 Minuten schmoren. Mit Orangensaft ablöschen.
3. Die Kartoffelstücke zugeben und etwa 20 Minuten weich kochen. Mit dem Pürierstab durchmixen. Mit Salz, Pfeffer und Chilipulver abschmecken.

Pro Portion etwa: 397 Kalorien; 8 g Eiweiß; 16 g Fett; 54 g Kohlenhydrate

Zutaten

1 kleine Schalotte
150 g Möhren
1 mehlig kochende Kartoffel
1 EL Olivenöl
1 Prise Zucker
100 ml Orangensaft
Salz, Pfeffer
1 Msp. Chilipulver

Rote-Bete-Suppe

1. Die Schalotte abziehen, fein hacken und im Olivenöl anschwitzen. Die Rote Bete klein würfeln und zugeben.
2. Mit Rote-Bete-Saft aufgießen und aufkochen. Crème fraîche unterrühren und etwa 10 Minuten kochen lassen.
3. Inzwischen die Mandelblättchen in einer beschichteten Pfanne goldbraun rösten. Die Suppe pürieren und mit Salz, Pfeffer und Balsam-Essig abschmecken und mit Mandelblättchen bestreuen.

Pro Portion etwa: 243 Kalorien; 5 g Eiweiß; 18 g Fett; 16 g Kohlenhydrate

Zutaten

1/2 Schalotte
1 TL Olivenöl
100 g Rote Bete (aus dem Glas)
200 ml Rote-Bete-Saft
1 EL Crème fraîche
1 EL Mandelblättchen
Salz, Pfeffer
1/2 TL Balsam-Essig

VIELSEITIGE SALATE

FRISCH UND KNACKIG

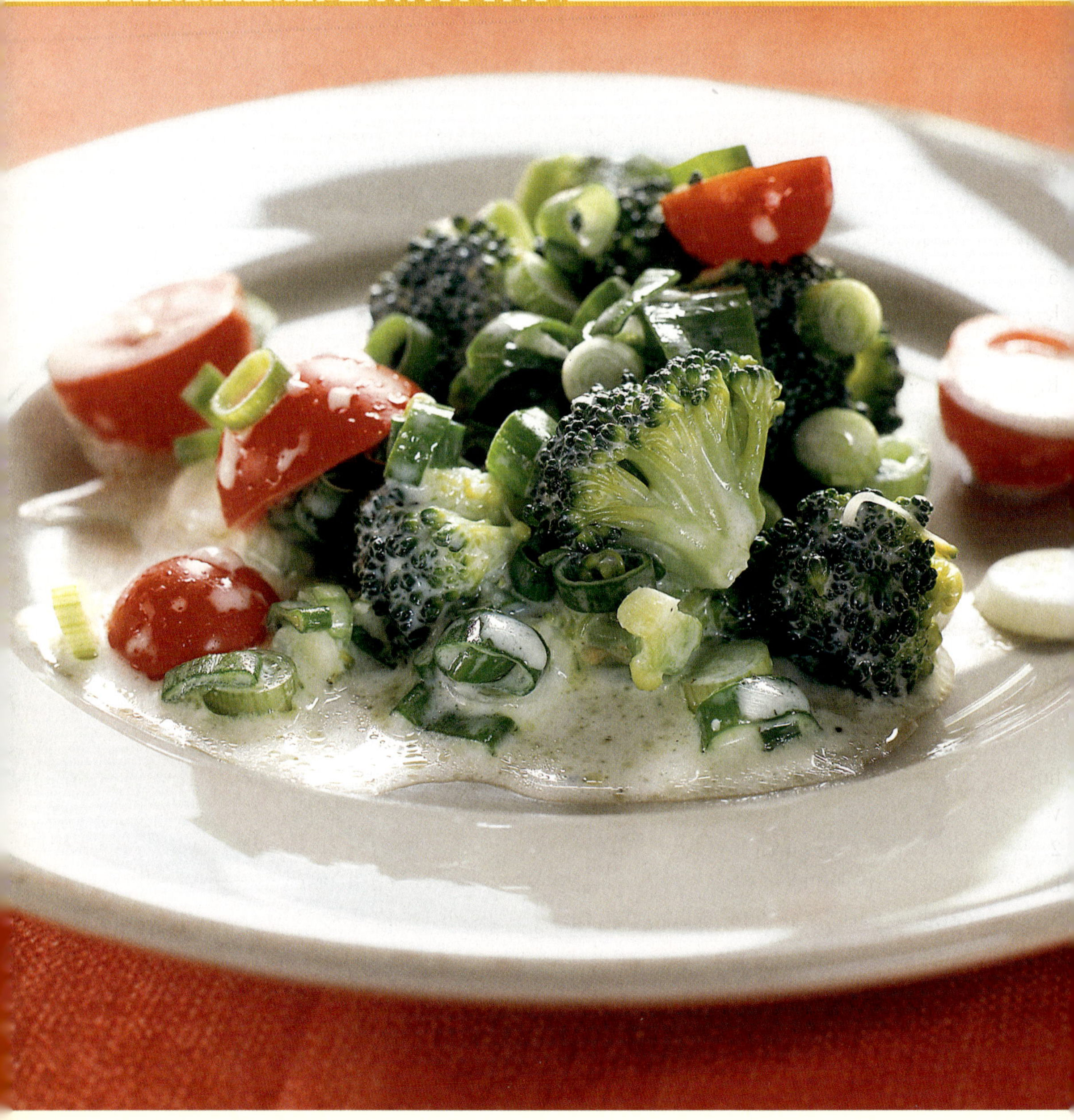

Frische Salate schaffen gleich drei Dinge auf einmal: Sie sind blitzschnell zubereitet, schmecken gut und liefern jede Menge gesunde Ballaststoffe.

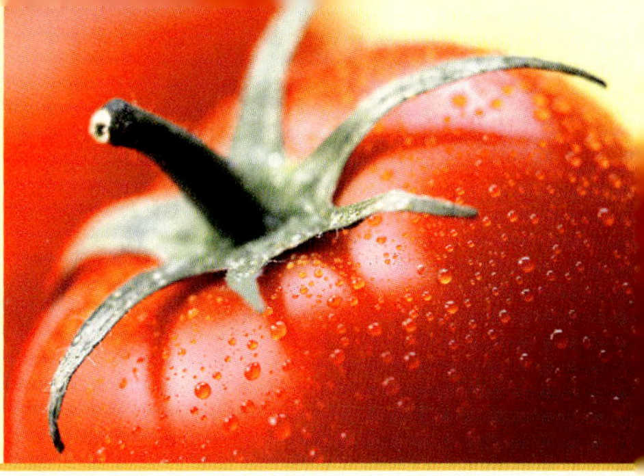

Brokkolisalat (Foto)

1. Den Brokkoli putzen und dabei die dicksten Stängel abschneiden, waschen und in kleine Röschen teilen.
2. Die Gemüsebrühe in einem großen Topf aufkochen, die Brokkoliröschen hineingeben und bei schwacher Hitze 4 bis 5 Minuten bissfest garen. In ein Sieb abgießen und abkühlen lassen.
3. Die Frühlingszwiebeln waschen, putzen und in sehr feine Ringe schneiden. Tomaten waschen und halbieren. Den Joghurt mit Essig und Öl verrühren. Mit Brokkoliröschen, Frühlingszwiebeln und Tomatenhälften vermischen. Mit Salz und Pfeffer abschmecken und sofort servieren.

Pro Portion etwa: 128 Kalorien; 7 g Eiweiß; 7 g Fett; 9 g Kohlenhydrate

Zutaten

150 g Brokkoli
50 ml Gemüsebrühe
2 Frühlingszwiebeln
3 Cocktailtomaten
1 EL fettarmer Joghurt
1 TL Essig
1 TL Öl
Salz, Pfeffer

Gurkensalat mit Ingwer und Minze

1. Die Gurke waschen und der Länge nach mit einem Gemüsehobel fein aufschneiden. Die Gurkenstreifen auf einem Teller verteilen.
2. Minze und Koriander waschen, trockenschütteln und die Blätter abzupfen. Diese über die Gurken streuen.
3. Den Ingwer schälen und fein reiben. Mit Olivenöl, Essig, Sojasauce, Salz und Pfeffer zu einem Dressing rühren und unter die Gurken mischen.

Pro Portion etwa: 177 Kalorien; 1 g Eiweiß; 12 g Fett; 14 g Kohlenhydrate

Zutaten

1 kleine Gartengurke
je 10 g frische Minze und Koriander
1/4 cm Ingwerwurzel
1 EL Olivenöl
2 TL Weißweinessig
1 Spritzer Sojasauce
Salz, Pfeffer

VIELSEITIGE SALATE

Fruchtiger Salat mit Hähnchenbrust

Zutaten

50 g gemischter Salat
50 g Champignons
1/2 Mango
1 Kiwi
100 g Hähnchenbrustfilet
Salz, Pfeffer
2 EL Olivenöl
1 TL Zitronensaft
1 Msp. Currypulver

1. Den Salat waschen, putzen und klein zupfen. Champignons putzen, Mango und Kiwi schälen bzw. das Fruchtfleisch vom Kern lösen. Alles in feine Scheiben schneiden. Mit dem Salat in einer Schüssel anrichten.
2. Die Hähnchenbrust salzen und pfeffern und in 1 Esslöffel Olivenöl in einer Pfanne knusprig anbraten. Auf dem Salat verteilen.
3. Aus dem restlichen Olivenöl, Zitronensaft, Curry, Salz und Pfeffer ein Dressing rühren und über den Salat träufeln.

Pro Portion etwa: 477 Kalorien; 27 g Eiweiß; 32 g Fett; 21 g Kohlenhydrate

Bohnensalat mit Thunfisch

Zutaten

50 g getrocknete weiße Bohnen
(oder 80 g aus der Dose)
1 Schalotte
1 TL Kapern
2 TL Weißweinessig
Salz, Pfeffer
1 EL Olivenöl
1 kleine Dose Thunfisch
(ca. 50 g; im eigenen Saft)
etwas Petersilie

1. Die Bohnen für etwa 12 Stunden in Wasser einweichen. Dann im Einweichwasser 1 1/2 Stunden sanft kochen. (Das entfällt bei Bohnen aus der Dose.)
2. Die Schalotte abziehen und mit den Kapern zusammen sehr fein hacken. Aus Essig, Salz, Pfeffer und Olivenöl eine gut gewürzte Sauce rühren und mit den noch warmen Bohnen, Schalotten und Kapern vermengen. Ziehen lassen.
3. Den Thunfisch abtropfen lassen, in kleine Stücke teilen und mit gehackter Petersilie unter die Bohnen heben.

Pro Portion etwa: 634 Kalorien; 19 g Eiweiß; 50 g Fett; 28 g Kohlenhydrate

Tomatensalat mit Avocado

1. Den Knoblauch abziehen und in einen Becher pressen. Mit Olivenöl und Zitronensaft aufgießen und mit dem Pürierstab kräftig verquirlen. Mit Salz und Pfeffer abschmecken.
2. Die Tomaten waschen und in Scheiben schneiden. Avocado waschen, schälen, entkernen und ebenso in feine Scheiben schneiden. Auf einem Teller abwechselnd anrichten.
3. Die Basilikumblätter zupfen, waschen, trockentupfen und darüber geben. Alles mit Dressing beträufeln. Sehr lecker dazu: frisches Ciabatta oder Vollkornbaguette.

Pro Portion etwa: 361 Kalorien; 4 g Eiweiß; 34 g Fett; 12 g Kohlenhydrate

Zutaten

1/2 kleine Knoblauchzehe
1 EL Olivenöl
2 EL Zitronensaft
Salz, Pfeffer
2–3 Tomaten
1 kleine, reife Avocado
1 Bund Basilikum

Rucola mit Parmesan

1. Den Rucola waschen und die Stiele entfernen. Tomaten waschen und halbieren. Auf einem Teller anrichten.
2. Aus Balsam-Essig, Salz, Pfeffer, Zucker und Olivenöl ein Dressing rühren.
3. Pinienkerne in einer beschichteten Pfanne ohne Fett anrösten. Parmesan grob raspeln und mit den Pinienkernen über den Salat geben. Mit Dressing beträufeln.

Pro Portion etwa: 376 Kalorien; 14 g Eiweiß; 32 g Fett; 10 g Kohlenhydrate

Zutaten

1 Bund Rucola
50 g Cocktailtomaten
1 EL Balsam-Essig
Salz, Pfeffer
1 Prise Zucker
1 EL Olivenöl
1 EL Pinienkerne
10 g Parmesankäse

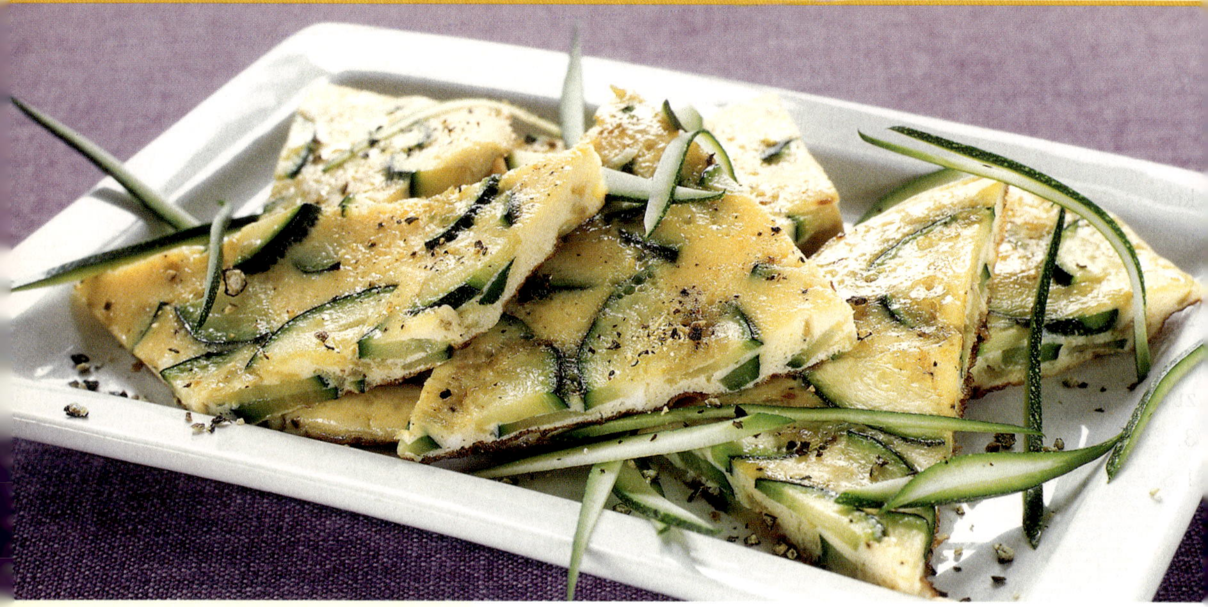

Zucchini-Frittata

Zutaten
1 Schalotte
1 kleiner Zucchino
1 EL Olivenöl
2 Eier
2 EL Sahne
Salz, Pfeffer

1. Die Schalotte abziehen und fein hacken. Den Zucchino waschen, putzen und in dünne Scheiben schneiden.
2. Das Öl in einer kleinen Pfanne erhitzen und Schalotten darin glasig dünsten. Zucchinischeiben so darin verteilen, dass der Boden bedeckt ist. Etwa 5 Minuten sanft anbraten.
3. Inzwischen Eier und Sahne verquirlen und mit Salz und Pfeffer würzen. Die Zucchinischeiben würzen und mit der Eiersahne übergießen. Zugedeckt bei schwacher Hitze 15 Minuten stocken lassen. In Viertel schneiden und auf einen Teller geben.

Pro Portion etwa: 438 Kalorien; 19 g Eiweiß; 38 g Fett; 5 g Kohlenhydrate

Ratatouille

1. Die Aubergine waschen, putzen und schälen. Tomaten mit kochendem Wasser überbrühen, eiskalt abschrecken, häuten und klein schneiden. Zucchino und Paprika waschen, putzen und in Würfel schneiden.
2. Das ganze Gemüse in einen Schmortopf geben. Öl aufgießen, salzen und pfeffern. Den Knoblauch dazupressen, die Gewürze zugeben und mit 100 Milliliter Wasser aufgießen.
3. Einmal kurz aufkochen und mit zugedecktem Deckel etwa 1 Stunde schmoren lassen.

Pro Portion etwa: 265 Kalorien; 8 g Eiweiß; 18 g Fett; 17 g Kohlenhydrate

Zutaten

1 Aubergine
1–2 Tomaten
1 kleiner Zucchino
1 Paprikaschote
1–2 EL Olivenöl
Salz, Pfeffer
1 Knoblauchzehe
1 Lorbeerblatt
etwas Thymian und Petersilie

Gemüsecrêpes

1. Aus Mehl, Milch, Ei und 1 Prise Salz einen Teig rühren und 30 Minuten quellen lassen.
2. Für die Füllung das Gemüse waschen, putzen, klein schneiden und in der Brühe kurz bissfest dünsten. Mit dem Quark verrühren und mit Salz und Pfeffer würzen. Klein geschnittenen Rucola unterheben.
3. In heißem Öl aus dem Teig zwei dünne Crêpes ausbacken. Jeweils einmal wenden, mit der Gemüsefüllung bestreichen und aufrollen.

Pro Portion etwa: 481 Kalorien; 32 g Eiweiß; 17 g Fett; 50 g Kohlenhydrate

Zutaten

50 g Vollkornmehl
1/8 l fettarme Milch
1 Ei, Salz
1 kleiner Zucchino
1 Möhre
50 ml Gemüsebrühe
75 g Magerquark
Pfeffer
etwas Rucola
1 TL Öl

VEGETARISCHE GERICHTE

Couscous-Salat

Zutaten

50 g Couscous-Grieß (vorgekocht)
1 kleine Salatgurke
2 kleine Tomaten
je 1 kleiner Zweig Minze und Petersilie
2 EL Joghurt
1 TL Olivenöl
1 TL Zitronensaft
Salz, Pfeffer
gemahlener Kreuzkümmel (Curcuma)

1. Den Couscous in einer Schüssel mit 130 Milliliter kochendem Wasser übergießen und 10 Minuten quellen lassen.
2. Inzwischen Gurke und Tomaten waschen, putzen und klein würfeln. Für das Dressing die Kräuter mit Joghurt, Öl, Zitronensaft verrühren und mit Salz, Pfeffer und Kreuzkümmel würzen.
3. Couscous abgießen und abtropfen lassen. Mit Gurke, Tomaten und dem Dressing vermengen.

Pro Portion etwa: 270 Kalorien; 11 g Eiweiß; 7 g Fett; 41 g Kohlenhydrate

Toskanischer Brotsalat

Zutaten

2 Scheiben Brot vom Vortag
5 Cocktailtomaten
1 kleine Paprikaschote
1 Minigurke
1 Frühlingszwiebel
2 EL entsteinte Oliven
10 Basilikumblätter
1 EL Olivenöl
1 EL Balsam-Essig
1/2 Knoblauchzehe
Salz, Pfeffer

1. Die Brotscheiben im Backofen knusprig backen. Abkühlen lassen. Tomaten waschen und halbieren. Paprika und Gurke waschen, putzen und klein würfeln. Frühlingszwiebel waschen, putzen und in feine Ringe schneiden. Das Brot klein würfeln und mit Gemüse, Oliven und Basilikum vermengen.
2. Für das Dressing Olivenöl und Essig verrühren. Knoblauch hineinpressen und mit Salz und Pfeffer würzen. Unter den Salat mischen und abschmecken.

Pro Portion etwa: 403 Kalorien; 9 g Eiweiß; 23 g Fett; 40 g Kohlenhydrate

Scharfer Thai-Blumenkohl

Zutaten

1/2 Blumenkohl
1 TL rote Currypaste
1 Msp. brauner Zucker
100 ml Kokosmilch
1 EL Mandelblättchen
50 g gegarter Reis

1. Den Blumenkohl in sehr kleine Röschen teilen und waschen. Currypaste und Zucker ein paar Minuten im Wok anrösten und dann mit Kokosmilch ablöschen.
2. Die Blumenkohlröschen zugeben und bei kleiner Hitze etwa 10 Minuten garen. Ab und zu umrühren.
3. Inzwischen die Mandelblättchen in einer Pfanne goldbraun rösten. Blumenkohl mit Mandelblättchen vermengen. Mit Reis genießen.

Pro Portion etwa: 205 Kalorien; 7 g Eiweiß; 10 g Fett; 21 g Kohlenhydrate

Antipasti-Gemüse (ergibt 2 Portionen)

Zutaten

1 kleine Aubergine
1 kleiner Zucchino
2 Möhren
Salz
2 EL Olivenöl
1 EL Balsam-Essig
Pfeffer
1 EL gehackte Petersilie

1. Den Backofen auf 200 °C vorheizen. Aubergine und Zucchino waschen, putzen, trockentupfen und in 1 cm dicke Scheiben schneiden. Möhren waschen, schälen und längs in 1 cm breite Streifen schneiden.
2. Das Gemüse auf ein mit Backpapier ausgelegtem Backblech verteilen und mit 1 Esslöffel Olivenöl einpinseln. Leicht salzen und in den Backofen schieben.
3. Nach 10 Minuten wenden, nochmals mit Öl einpinseln und weitere 10 Minuten grillen, bis das Gemüse weich und leicht gebräunt ist. Aus Öl, Essig, Salz, Pfeffer und Petersilie eine Vinaigrette rühren und das Gemüse damit beträufeln. Lecker dazu: frisches Vollkornbaguette.

Pro Portion etwa: 214 Kalorien; 4 g Eiweiß; 16 g Fett; 15 g Kohlenhydrate

PASTA UND REIS
GESUNDE SATTMACHER

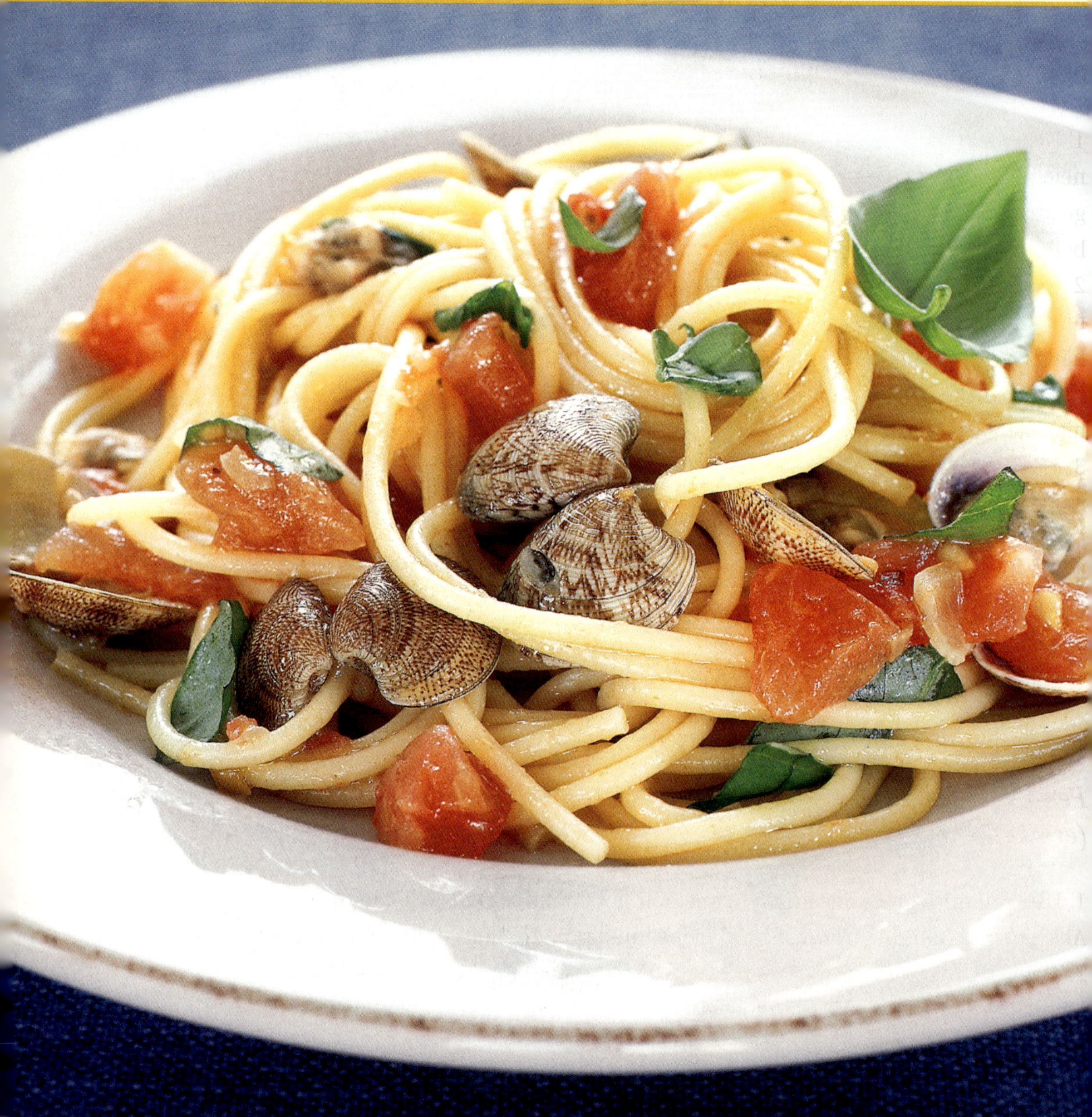

Pasta und Reis gehören zu unseren beliebtesten Kohlenhydratquellen. Mit den richtigen Zutaten kombiniert schmecken sie aber auch dem Eiweiß- oder Mischtyp.

Spaghetti mit Venusmuscheln (Foto)

1. Die Muscheln gründlich waschen. Alle Muscheln mit geöffneten Schalen wegwerfen. Mit 1 Esslöffel Öl in einem Topf zugedeckt 20 Minuten kochen, bis sich alle Schalen geöffnet haben. In einem Sieb abtropfen lassen. Den Kochsud auffangen.
2. Schalotte und Knoblauch abziehen und fein hacken. Tomaten mit kochendem Wasser überbrühen, kalt abschrecken, häuten und Fruchtfleisch klein hacken. Schalotte, Knoblauch und gewaschenen Basilikum im restlichen Öl andünsten. Tomaten zugeben und zugedeckt etwa 30 Minuten sanft kochen.
3. Den Muschelsud durch ein feines Sieb zugießen. Mit Salz und Pfeffer abschmecken. Die Muscheln aus ihren Schalen lösen und in der warmen Tomatensauce ziehen lassen.
4. Die Spaghetti nach Packungsanleitung in reichlich Salzwasser bissfest garen und mit der Sauce mischen.

Pro Portion etwa: 714 Kalorien; 42 g Eiweiß; 19 g Fett; 94 g Kohlenhydrate

Zutaten

250 g frische Venusmuscheln
1–2 EL Olivenöl
1 Schalotte
1/2 Knoblauchzehe
100 g Fleischtomaten
einige Basilikumblätter
Salz, Pfeffer
100 g Hartweizen- oder Vollkorn-Spaghetti

Penne mit frischem Pesto (ergibt etwa 3 Portionen Pesto)

1. Die Pinienkerne in der Pfanne ohne Fett goldbraun rösten. Abkühlen lassen. Knoblauchzehe abziehen und grob hacken.
2. Gewaschene Basilikumblätter, Knoblauch, Pinienkerne im Mixer fein pürieren. Olivenöl tröpfchenweise zugeben. Erst dann Parmesan unterheben und mit Salz und Pfeffer würzen.
3. Penne nach Packungsanleitung in reichlich Salzwasser bissfest garen und mit 1 Esslöffel Pesto vermengen.

Pro Portion etwa: 486 Kalorien; 18 g Eiweiß; 16 g Fett; 66 g Kohlenhydrate

Zutaten

20 g Pinienkerne (oder Pistazien)
1 Knoblauchzehe
1 Bund Basilikum
2 EL Olivenöl
20 g frisch geriebener Parmesankäse
Salz, Pfeffer
100 g Vollkorn-Penne

PASTA UND REIS

Spaghetti mit scharfer Tomatensauce

Zutaten

1 kleine Schalotte
1/2 Knoblauchzehe
1 EL Olivenöl
1 kleine, getrocknete rote Chilischote
125 g gestückelte Tomaten (aus der Dose)
einige Basilikumblätter
Salz, Pfeffer
100 g Hartweizen- oder Vollkorn-Spaghetti

1. Schalotte und Knoblauch abziehen und fein würfeln. In einem Topf 1 Esslöffel Öl erhitzen. Schalotten- und Knoblauchwürfel darin andünsten. Chili zerbröseln und mit den gestückelten Tomaten zugeben. Zugedeckt bei schwacher Hitze 15 Minuten kochen lassen.

2. Inzwischen die Spaghetti nach Packungsanleitung in reichlich Salzwasser bissfest garen und abtropfen lassen.

3. Die Basilikumblätter waschen, trockentupfen und unter die Sauce rühren. Mit Salz und Pfeffer abschmecken und mit den Nudeln vermengen.

Pro Portion etwa: 515 Kalorien; 2 g Eiweiß; 16 g Fett; 91 g Kohlenhydrate

Linguine mit frischen Tomaten und Rucola

Zutaten

125 g Linguine (aus Hartweizen)
Salz
100 g Cocktailtomaten
2 EL Olivenöl
1/2 Knoblauchzehe
Pfeffer
1/2 Bund Rucola

1. Die Linguine nach Packungsanleitung in reichlich Salzwasser bissfest garen. Inzwischen die Tomaten waschen, halbieren und zusammen mit dem Olivenöl in eine große Schüssel geben.

2. Den Knoblauch hineinpressen und mit Salz und Pfeffer abschmecken. Den Rucola waschen, putzen und quer in 1 bis 2 cm große Streifen schneiden.

3. Die abgetropften heißen Linguine in die Schüssel geben und mit den Tomaten vermischen. Erst zum Schluss den Rucola unterheben.

Pro Portion etwa: 740 Kalorien; 2 g Eiweiß; 31 g Fett; 113 g Kohlenhydrate

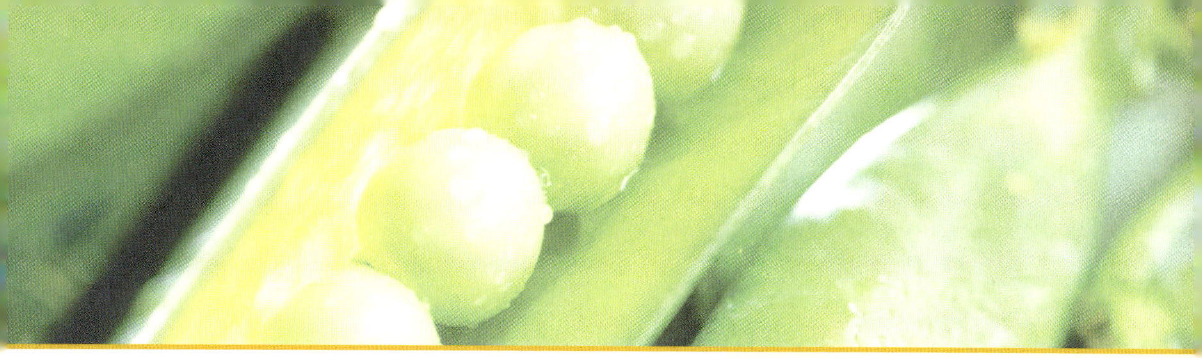

Risotto mit Steinpilzen

1. Die getrockneten Pilze mit kochendem Wasser übergießen und 15 Minuten ziehen lassen. Klein würfeln.
2. Die Schalotte abziehen, klein hacken und in einem Topf mit Olivenöl glasig dünsten. Erst die Pilze und dann den Reis zugeben und unter Rühren andünsten. Mit Wein ablöschen.
3. Je 1 Schöpfkelle Brühe unterrühren und bei kleiner Hitze einkochen lassen. Immer wieder umrühren. Erneut Brühe aufgießen, rühren und so fortfahren, bis der Reis nach ca. 30 Minuten bissfest ist. Geriebenen Parmesan unter das Risotto rühren. Mit Salz und Pfeffer abschmecken.

Zutaten

10 g getrocknete Steinpilze
1 Schalotte
1 EL Olivenöl
100 g Risottoreis
10 ml Weißwein
200 ml heiße Fleischbrühe
20 g frisch geriebener Parmesankäse
Salz, Pfeffer

Pro Portion etwa: 695 Kalorien; 28 g Eiweiß; 29 g Fett; 80 g Kohlenhydrate

Grünes Risotto

1. Die Schalotte abziehen und fein hacken. In Olivenöl glasig dünsten. Den Reis zugeben und 2 Minuten andünsten. Mit Weißwein ablöschen. Immer wieder umrühren. Etwas Brühe zugießen, einkochen lassen, erneut Brühe aufgießen, rühren und so fortfahren, bis der Reis nach ca. 30 Minuten bissfest ist.
2. Inzwischen Rucola waschen, putzen und klein zupfen. Kurz vor Ende der Garzeit unter das Risotto rühren und 2 Minuten mitgaren. Mit Salz, Pfeffer und Parmesan abschmecken.

Zutaten

1 Schalotte
1 EL Olivenöl
100 g Risottoreis
10 ml Weißwein
200 ml heiße Gemüsebrühe
25 g Rucola (oder Bärlauch)
Salz, Pfeffer
20 g frisch geriebener Parmesankäse

Pro Portion etwa: 624 Kalorien; 15 g Eiweiß; 27 g Fett; 80 g Kohlenhydrate

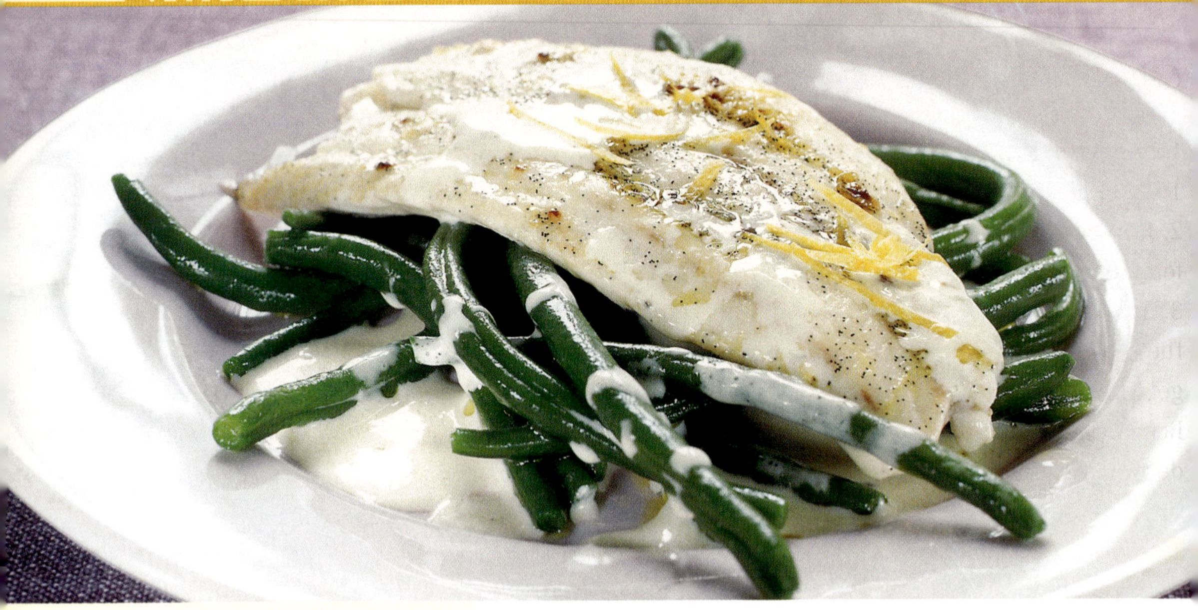

Gedämpfter Wolfsbarsch mit grünen Bohnen

Zutaten
1/2 Vanilleschote
abgeriebene Schale von
1/2 unbehandelten Zitrone
1–2 TL Olivenöl
1 Wolfsbarschfilet (ca. 200 g)
100 g grüne Bohnen
Salz, 1 Knoblauchzehe
50 ml Weißwein
4 EL Sahne
Pfeffer

1. Die Vanilleschote auskratzen und die Hälfte des Marks mit Zitronenschale und Öl verrühren. Den Fisch waschen, trockentupfen und mit der Marinade einreiben. Bohnen waschen und putzen.
2. Salzwasser aufkochen, Knoblauchzehe und Bohnen hineingeben. Einen Dämpfeinsatz oder -korb aufsetzen und den Fisch hineinlegen. Zugedeckt etwa 5 Minuten garen lassen.
3. Inzwischen Wein mit restlichem Vanillemark aufkochen und dann die Sahne zugeben. Bohnen abgießen und mit dem Fischfilet auf einem Teller anrichten. Den Knoblauch aus dem Bohnenwasser zerdrücken und in die Sauce rühren. Mit Salz und Pfeffer würzen und über den Fisch träufeln.

Pro Portion etwa: 468 Kalorien; 47 g Eiweiß; 25 g Fett; 6 g Kohlenhydrate

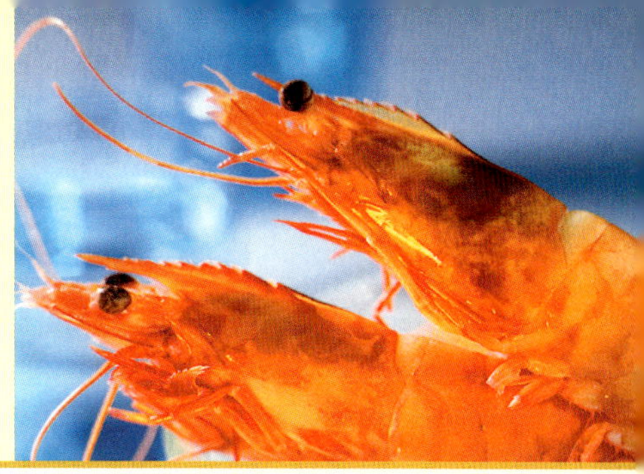

Gebratener Lachs mit Tomaten-Orangen-Salsa

1. Das Lachsfilet leicht salzen, pfeffern und in einer Pfanne mit 1 Teelöffel Olivenöl, von jeder Seite etwa 3 Minuten anbraten.
2. Eine Orange auspressen und den Saft über den Lachs träufeln. Bei mittlerer Hitze 5 Minuten sanft weitergaren.
3. Inzwischen die zweite Orange schälen und das Fruchtfleisch filetieren. Tomaten waschen und Stielansätze entfernen. Orangenfilets und Tomaten fein würfeln, vermengen und mit restlichem Olivenöl, Petersilie, Salz und Pfeffer abschmecken. Mit dem Lachs anrichten.

Zutaten

200 g Lachsfilet
Salz, Pfeffer
3 TL Olivenöl
2 Orangen
2 Tomaten
1 TL frisch gehackte Petersilie

Pro Portion etwa: 567 Kalorien; 42 g Eiweiß; 29 g Fett; 33 g Kohlenhydrate

Feuer-Scampi mit Mangosauce

1. Die Scampi schälen und den Darmstrang vorsichtig entfernen. Sambal oelek mit Limettensaft und 1 Teelöffel Erdnussöl verrühren. Die Scampi 30 Minuten darin marinieren.
2. Die Mango waschen, schälen, das Fruchtfleisch vom Stein lösen und zur Hälfte fein würfeln. Mit Orangensaft im Mixer fein pürieren. Die gewaschenen Minzeblättchen in feine Streifen schneiden, unterrühren und mit Salz und Pfeffer abschmecken.
3. Jeweils 3 Scampi auf einen Holzspieß stecken. Restliches Erdnussöl in einer Pfanne erhitzen und die Spieße von beiden Seiten jeweils 2 Minuten scharf anbraten. Mit Mangosauce anrichten.

Zutaten

6 Scampi
1 Msp. Sambal oelek (Chilipaste)
Saft von 1 Limette
3 TL Erdnussöl
1/2 Mango
Saft von 1 Orange
etwas frische Minze
Salz, Pfeffer
2 Holzspieße

Pro Portion etwa: 466 Kalorien; 42 g Eiweiß; 20 g Fett; 25 g Kohlenhydrate

LEICHTES **MIT FISCH**

Süßscharfe Bouillabaisse mit Kokosmilch

Zutaten

100 g Fischfilet (z.B. Rotbarsch)
1/2 Stängel Zitronengras
1 cm Ingwerwurzel
1 Stängel Koriandergrün
1 Chilischote
200 ml Kokosmilch
1 EL Limettensaft
1 EL rosa Pfefferbeeren

1. Das Fischfilet waschen und in 1 cm große Würfel schneiden. Zitronengras in etwa 3 cm lange Stücke schneiden, Ingwer schälen und halbieren. Koriandergrün waschen und fein hacken. Chili waschen, entstielen und in feine Ringe schneiden.
2. Die Kokosmilch in einen Topf geben und mit Zitronengras und Ingwer aufkochen lassen. Fischstücke dazugeben und bei mittlerer Hitze 5 Minuten sanft kochen lassen. Limettensaft, Chiliringe und Koriandergrün hinzufügen und bei milder Hitze etwa 10 Minuten ziehen lassen.
3. In Teller füllen und mit rosa Pfefferbeeren bestreuen.

Pro Portion etwa: 627 Kalorien; 19 g Eiweiß; 2 g Fett; 13 g Kohlenhydrate

Gebratener Kabeljau mit Tomaten und Mozzarella

Zutaten

1 Kabeljaufilet
(ohne Haut und Gräten)
1 EL Olivenöl
10 Cocktailtomaten
10 frische Basilikumblätter
5 kleine Mini-Mozzarella-Kugeln
Salz, Pfeffer

1. Den Backofen auf 200 °C vorheizen. Das Fischfilet waschen, trockentupfen und mit 1/2 Esslöffel Olivenöl bestreichen. In eine Auflaufform legen.
2. Die Tomaten waschen und halbieren. Mit gewaschenen Basilikumblättern und Mozzarella-Kugeln über dem Fisch verteilen.
3. Kräftig salzen, pfeffern und mit restlichem Olivenöl beträufeln. Im Backofen ca. 20 Minuten goldbraun backen. Lecker dazu: frisches Vollkornbaguette.

Pro Portion etwa: 408 Kalorien; 41 g Eiweiß; 26 g Fett; 2 g Kohlenhydrate

Thunfisch in Tomatensauce

1. Den Thunfisch waschen und trockentupfen. Kurz in Mehl wälzen und in 1 Teelöffel Olivenöl von jeder Seite 2 Minuten anbraten. Auf Küchenpapier abtropfen lassen.
2. Die Schalotte abziehen und klein würfeln. Sellerie und Petersilie ebenso klein schneiden. Übriges Olivenöl in einer Pfanne erhitzen, erst Schalotte, dann Sellerie und Petersilie mitbraten. Salzen und pfeffern. Die Tomaten zugeben und etwa 10 Minuten eindicken lassen.
3. Die Thunfischscheibe hineinlegen und bei niedriger Hitze sanft fertig garen.

Zutaten

1 Scheibe frischer Thunfisch
(ca. 150 g)
Mehl
3 TL Olivenöl
1 kleine Schalotte
1 Stange Staudensellerie
2 Stängel Petersilie
Salz, Pfeffer
100 g gestückelte Tomaten
(aus der Dose)

Pro Portion etwa: 555 Kalorien; 39 g Eiweiß; 41 g Fett; 7 g Kohlenhydrate

Forelle in der Folie

1. Den Backofen auf 200 °C vorheizen. Tomate mit kochendem Wasser überbrühen, eiskalt abschrecken und häuten. Das Fruchtfleisch klein schneiden. Frühlingszwiebel und Kräuter waschen, putzen und klein hacken.
2. Die Forelle ausspülen und trockentupfen. Von innen und außen mit Zitronensaft sowie Salz und Pfeffer einreiben.
3. Die Forelle auf ein großes Stück Alufolie legen und mit Tomatenstücken, Kräutern, Frühlingszwiebel und der abgezogenen Knoblauchzehe füllen. Mit Olivenöl beträufeln und die Alufolie so zusammenfalten, dass kein Saft herauslaufen kann. Für etwa 30 Minuten im Backofen garen. Lecker dazu: frisches Vollkornbaguette.

Zutaten

1 Tomate
1 Frühlingszwiebel
frische Kräuter (Basilikum, Petersilie)
1 Forelle (ca. 400 g; küchenfertig)
Saft von 1/2 Zitrone
Salz, Pfeffer
1 Knoblauchzehe
1 EL Olivenöl

Pro Portion etwa: 385 Kalorien; 49 g Eiweiß; 16 g Fett; 10 g Kohlenhydrate

KÖSTLICHES **MIT FLEISCH**

HERZHAFT UND DEFTIG

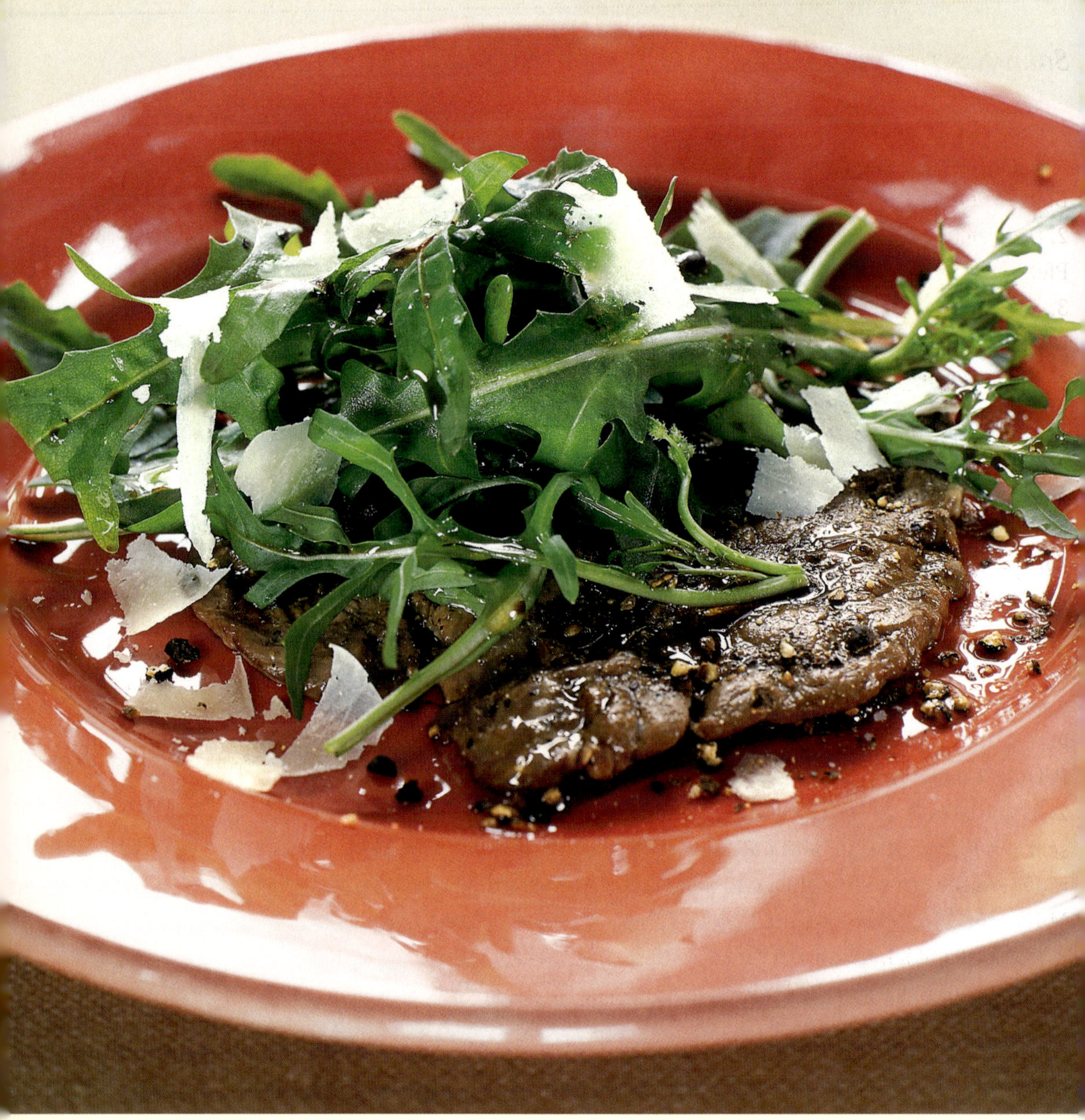

Viele Menschen verbinden Fleisch mit »Schweinebraten« oder »Wiener Schnitzel«. Wirklich schade, denn Fleisch kann lecker und gesund zubereitet werden – mit Salat, Obst, Kräutern und Gemüse.

Sanft gegartes Rinderfilet mit Rucola (Foto)

1. Den Backofen auf 250 °C vorheizen. Die Filetscheiben abtupfen, salzen und pfeffern und auf ein mit Backpapier belegtes Blech legen. Mit 1 Esslöffel Balsam-Essig beträufeln.
2. Den Rucola waschen, putzen und in einer Schüssel mit Salz, Pfeffer, restlichem Essig und Olivenöl vermengen.
3. Das Fleisch 2 bis 3 Minuten in den Backofen schieben. Herausnehmen und Rucolasalat darauf verteilen. Mit Parmesan bestreuen.

Zutaten

200 g Rinderfilet
(in hauchdünnen Scheiben)
Salz, Pfeffer
2 EL Balsam-Essig
50 g Rucola
1 EL Olivenöl
1 TL frisch geriebener Parmesankäse

Pro Portion etwa: 443 Kalorien; 45 g Eiweiß; 25 g Fett; 11 g Kohlenhydrate

Mariniertes Schweinefilet mit Rhabarber

1. Den Backofen auf 200 °C vorheizen. Ein paar Salbeiblätter und Knoblauch klein hacken, mit dem Olivenöl vermengen und mit Salz und Pfeffer würzen. Das Fleisch in drei gleich große Stücke schneiden, mit der Marinade bestreichen und mit Parmaschinken umwickeln.
2. Den Rhabarber waschen, schälen, in fingerlange Stücke schneiden und in eine Auflaufform geben. Fleischstücke darauf verteilen und die restlichen Salbeiblätter darauf streuen. Mit etwas Olivenöl beträufeln.
3. Mit einem Stück Alufolie bedecken und 15 Minuten im Backofen backen. Die Folie wegnehmen und nochmals 15 Minuten überbacken.
4. Aus dem Backofen nehmen und 5 Minuten ruhen lassen. Dazu passt: Kartoffeln oder Reis.

Zutaten

6 – 8 Salbeiblätter
1 Knoblauchzehe
1 EL Olivenöl + etwas zum Beträufeln
Salz, Pfeffer
200 g Schweinefilet
3 Scheiben Parmaschinken
3 Stangen Rhabarber
(ersatzweise Pfirsich oder Mango)

Pro Portion etwa: 501 Kalorien; 59 g Eiweiß; 24 g Fett; 7 g Kohlenhydrate

KÖSTLICHES **MIT FLEISCH**

Saltimbocca (Kalbsschnitzel mit Salbei)

Zutaten

2 dünne Kalbsschnitzel (je ca. 60 g)
2 Scheiben hauchdünner Parmaschinken
2 große Salbeiblätter
1 EL Olivenöl, Salz, Pfeffer
3 EL Weißwein
2 Zahnstocher

1. Die Kalbsschnitzel trockentupfen und flach drücken. Jedes Schnitzel mit einer Scheibe Schinken umwickeln. Das Salbeiblatt darauf legen und mit dem Zahnstocher feststecken.
2. Olivenöl in einer Pfanne erhitzen und die Schnitzel von jeder Seite etwa 3 Minuten anbraten. Leicht salzen und pfeffern.
3. Mit Weißwein ablöschen und auf einem Teller anrichten.

Pro Portion etwa: 260 Kalorien; 34 g Eiweiß; 22 g Fett; 0 g Kohlenhydrate

Kalbsschnitzel mit Zitronensauce

Zutaten

2 kleine Kalbsschnitzel (je ca. 60 g)
1/2 unbehandelte Zitrone
1–2 EL Olivenöl
Salz, Pfeffer
1 TL kalte Butter

1. Die Schnitzel flach drücken. Die Schale der Zitrone abreiben und den Saft auspressen. Mit 1 Esslöffel Olivenöl, Salz und Pfeffer vermengen. Diese Marinade über die Schnitzel gießen und 1 Stunde ziehen lassen.
2. Die Schnitzel in die heiße Pfanne legen und von jeder Seite etwa 3 Minuten braten. Schnitzel herausnehmen.
3. Die restliche Marinade in die Pfanne geben, aufkochen lassen und die Butter unterrühren. Mit Salz und Pfeffer abschmecken. Die Schnitzel darin kurz erwärmen und auf einen Teller geben.

Pro Portion etwa: 349 Kalorien; 25 g Eiweiß; 23 g Fett; 9 g Kohlenhydrate

Chili con carne (ergibt 2 Portionen)

1. Die Bohnen unter fließendem Wasser abspülen und abtropfen lassen. Paprika waschen, putzen und klein würfeln. Schalotte und Knoblauch abziehen und sehr fein hacken.
2. Das Öl in einem Topf erhitzen. Zuerst das Hackfleisch anbraten. Dann Schalotte und Knoblauch zugeben und 10 Minuten sanft garen. Mit Salz, Pfeffer und den Gewürzen kräftig abschmecken. Tomaten, Brühe und Bohnen zugeben und weitere 15 Minuten kochen lassen. Ab und zu umrühren. Mit Petersilie garnieren.

Pro Portion etwa: 397 Kalorien; 33 g Eiweiß; 21 g Fett; 18 g Kohlenhydrate

Zutaten

1 Dose Kidney-Bohnen (ca. 250 g)
1 Paprikaschote, 1 Schalotte
1 kleine Knoblauchzehe
2 TL Olivenöl, 200 g Rinderhackfleisch
Salz, Pfeffer, 1 Msp. Chilipulver
1 Msp. gemahlener Kreuzkümmel
1 Msp. getrockneter Oregano
1 kleine Dose gestückelte Tomaten (ca. 250 g), 150 ml Fleischbrühe
1 TL gehackte Petersilie

Lammfilet mit Joghurtsauce

1. Das Fleisch waschen und trockentupfen. Etwas Zitronenschale abreiben, die Zitronenhälfte auspressen. Mit Joghurt, Dill, Salz und Pfeffer verrühren.
2. Das Öl in einer Pfanne erhitzen und das Lamm von jeder Seite ca. 5 Minuten braten. Salzen und pfeffern. Inzwischen die Gurke schälen, in dünne Scheiben schneiden und mit Lammfilet und Joghurtsauce auf einem Teller anrichten.

Pro Portion etwa: 666 Kalorien; 59 g Eiweiß; 41 g Fett; 15 g Kohlenhydrate

Zutaten

200 g Lammfilet
1/2 unbehandelte Zitrone
50 g Joghurt
1 TL gehackter Dill
Salz, Pfeffer
1 EL Olivenöl
1 kleine Salatgurke

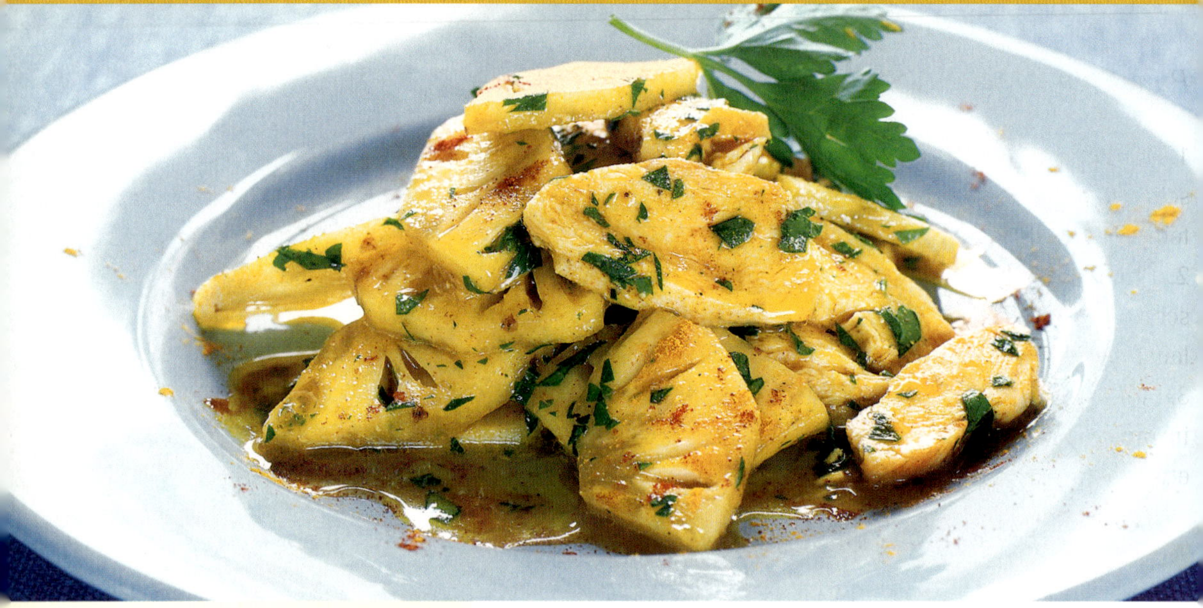

Geflügelsalat mit Ananas

Zutaten

1 Hähnchenbrustfilet
1–2 EL Olivenöl
Salz, Pfeffer
1 Babyananas
1 EL frisch gehackte Petersilie
Saft von 1/2 Zitrone
1 Msp. Chilipulver
1/4 TL Currypulver

1. Hähnchenbrust waschen, trockentupfen und in feine Streifen schneiden. In einer Pfanne mit etwas Öl anbraten. Zugedeckt 10 Minuten ziehen lassen. Mit Salz und Pfeffer würzen und abkühlen lassen.
2. Inzwischen die Ananas vierteln, schälen und das Fruchtfleisch klein würfeln. Mit Petersilie und den kalten Hähnchenstücken in eine Schüssel geben und vermengen.
3. Aus Olivenöl, Zitronensaft, Salz, Pfeffer und Gewürzen eine Marinade rühren. Über die Salatzutaten geben und umrühren.

Pro Portion etwa: 433 Kalorien; 37 g Eiweiß; 17 g Fett; 30 g Kohlenhydrate

Putenschnitzel mit Tomaten-Salsa

Zutaten
3 Tomaten
1 Knoblauchzehe
50 g Rucola
2 EL Olivenöl
Salz, Pfeffer
1 Putenschnitzel (ca. 200 g)

1. Die Tomaten waschen, Stielansätze entfernen, Früchte klein schneiden und entkernen. Knoblauch abziehen und klein würfeln.
2. Den Rucola waschen, putzen und quer in kleine Streifen schneiden. Mit 1 Esslöffel Olivenöl, Salz, Pfeffer und Knoblauch vermischen. Tomatenwürfel zugeben und vermengen.
3. Putenschnitzel waschen, trockentupfen, salzen, pfeffern und in einer Pfanne mit dem restlichen Olivenöl von jeder Seite etwa 3 Minuten braten. Mit dem Tomaten-Salsa genießen.

Pro Portion etwa: 696 Kalorien; 44 g Eiweiß; 55 g Fett; 8 g Kohlenhydrate

Grünes Curry mit Pute

Zutaten
100 g Putenbrust
1 Msp. China-Gewürzmischung
2 TL Sonnenblumen- oder Erdnussöl
1 TL grüne Curry-Paste
100 ml Kokosmilch
50 ml Geflügelfond
150 g gemischtes Gemüse (Möhren, Paprika, Bambus)
1 Msp. Zitronengraspulver
50 g gegarter Basmati-Reis

1. Das Putenfleisch waschen, trockentupfen und in feine Streifen schneiden. Mit der Gewürzmischung marinieren.
2. Das Öl im Wok (oder Pfanne) erhitzen und die Curry-Paste kurz anschwitzen. Kokosmilch und den Geflügelfond zugeben und kurz aufkochen lassen. Fleisch und Gemüse zugeben und etwa 10 Minuten kochen lassen. Mit Zitronengras abschmecken und mit Reis genießen.

Pro Portion etwa: 424 Kalorien; 30 g Eiweiß; 12 g Fett; 49 g Kohlenhydrate

Hähnchenbrust in Folie gegart

Zutaten
4 Frühlingszwiebeln
100 g gekochte weiße Bohnen (aus der Dose)
1 kleine Knoblauchzehe
10 g frischer Oregano
50 ml Sahne
Salz, Pfeffer
1 Hähnchenbrust (ca. 200 g; ohne Haut)

1. Den Backofen auf 220 °C vorheizen. Die Frühlingszwiebeln waschen, putzen und in einem Topf mit kochendem Wasser einige Minuten bissfest garen. Mit Bohnen, Knoblauch, Oregano, Sahne, Salz und Pfeffer vermengen und kurz erwärmen.
2. Die Hähnchenbrust auf ein großes Stück Alufolie legen. Die Seite nach oben knicken und die Gemüsemischung vorsichtig zugeben. Das Päckchen schließen und darauf achten, dass nichts herausläuft.
3. Auf ein Backblech stellen und für 25 Minuten im Backofen garen. Hähnchen mit Gemüse und etwas Brot genießen.

Pro Portion etwa: 508 Kalorien; 60 g Eiweiß; 17 g Fett; 27 g Kohlenhydrate

Feldsalat mit gebratener Entenbrust

Zutaten
50 g Feldsalat
100 g Cocktailtomaten
1/2 Entenbrustfilet (ca. 150 g)
Salz, Pfeffer
1 EL Balsam-Essig
1 EL Olivenöl
20 g frisch gehobelter Parmesankäse

1. Den Feldsalat waschen, putzen und trockenschleudern. Die Tomaten waschen und halbieren.
2. Das Entenbrustfilet waschen und mit Küchenpapier trockentupfen. Die weiße Haut rautenförmig einschneiden, mit Salz und Pfeffer würzen. In einer Pfanne ohne Fett mit der Hautseite nach unten 15 Minuten anbraten. Dann wenden und weitere 5 Minuten braten.
3. Inzwischen aus Essig, Öl, Salz und Pfeffer eine Marinade rühren. Die Entenbrust schräg in dünne Scheiben schneiden und mit Salat und Tomaten auf einem Teller anrichten. Marinade darüber träufeln und mit Parmesan bestreuen.

Pro Portion etwa: 525 Kalorien; 48 g Eiweiß; 34 g Fett; 8 g Kohlenhydrate

Satéspieße mit Erdnuss-Sauce

1. Die Holzspieße einige Minuten in Wasser einweichen. Das Fleisch waschen, trockentupfen, in 1 cm breite Streifen schneiden und wellenförmig auf Holzspieße stecken. Ingwer und Knoblauch schälen und in eine Schüssel pressen. Mit Koriander, Kreuzkümmel, 2 Esslöffel Sojasauce und Sambal oelek verrühren und über das Fleisch träufeln. Einige Minuten ziehen lassen.
2. Die Erdnüsse im Mixer zerkleinern. 1 Teelöffel Öl in einer Pfanne erhitzen und die Nüsse anrösten. Kokosmilch, restliche Sojasauce, Zitronensaft und etwas Sambal oelek zugeben. Vorsichtig unterrühren und 10 Minuten kochen lassen.
3. Die Hähnchenspieße bei mittlerer Hitze von beiden Seiten je 4 Minuten anbraten. Mit Erdnuss-Sauce und Reis genießen.

Zutaten

200 g Hähnchenbrustfilet (in dünnen Scheiben)
1 cm Ingwerwurzel
1 kleine Knoblauchzehe
1 Msp. Korianderpulver
1 Msp. gemahlener Kreuzkümmel
3 EL Sojasauce
1 Msp. Sambal oelek (Chilipaste)
50 g Erdnusskerne, 2 TL Öl
100 ml Kokosmilch, 1 TL Zitronensaft
50 g gekochter Basmati-Reis
Holzspieße

Pro Portion etwa: 785 Kalorien; 65 g Eiweiß; 36 g Fett; 50 g Kohlenhydrate

Nudelsalat mit Pute und Basilikum

1. Pasta nach Packungsanleitung in reichlich Salzwasser bissfest garen. Die Putenschnitzel in kleine Würfel schneiden und in 1 Esslöffel Olivenöl knusprig braten. Dabei mit Salz und Pfeffer würzen.
2. Die Tomaten waschen, Stielansätze entfernen und Früchte klein würfeln. Mit gewaschenen Basilikumblättern, Putenwürfeln und abgetropftem Pasta in eine Schüssel geben.
3. Aus Zitronensaft, restlichem Öl, Salz und Pfeffer eine Marinade rühren und mit dem Salat vermischen.

Zutaten

100 g Pasta
1 Putenschnitzel (ca. 150 g)
2 EL Olivenöl
Salz, Pfeffer
100 g Tomaten
einige Basilikumblätter
Saft von 1/2 Zitrone

Pro Portion etwa: 862 Kalorien; 38 g Eiweiß; 33 g Fett; 102 g Kohlenhydrate

AUS DER **KALTEN KÜCHE**

EINFACH UND SCHNELL

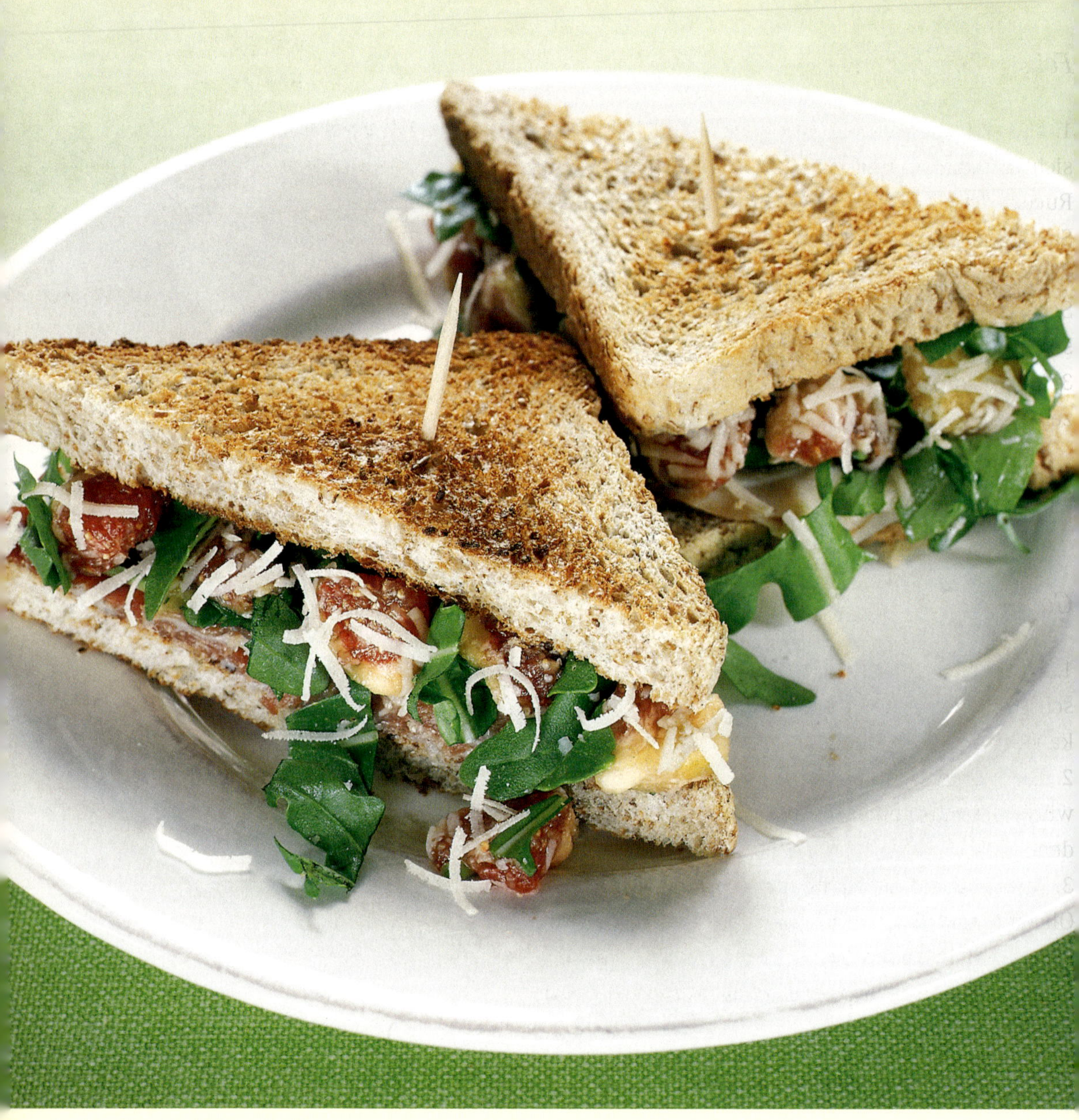

Sie möchten nur etwas Kleines essen? Diese Gerichte lassen sich prima vorbereiten, vertreiben den kleinen Hunger und versorgen Ihren Körper mit wichtigen Nährstoffen.

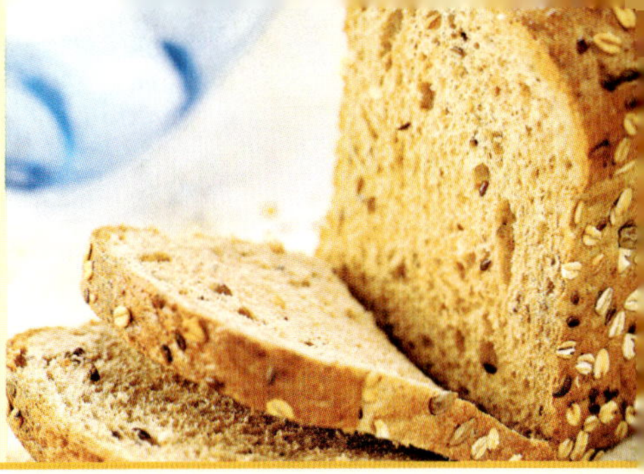

Feigen-Parmaschinken-Sandwich (Foto)

1. Den Rucola waschen und klein schneiden. Die Feigen vorsichtig schälen und das Fruchtfleisch klein würfeln. Mit Rucola, Olivenöl, Zitronensaft und Parmesan vermengen. Mit Salz und Pfeffer abschmecken.
2. Die Toastbrote rösten und den Parmaschinken auf zwei Scheiben verteilen. Die Rucola-Feigen-Mischung darauf verstreichen.
3. Mit den beiden anderen Toastscheiben belegen und diagonal zerteilen.

Zutaten

100 g Rucola
2 Feigen
1 TL Olivenöl
1 TL Zitronensaft
1 EL geriebener Parmesankäse
Salz, Pfeffer
4 Scheiben Vollkorntoastbrot
50 g Parmaschinken

Pro Portion etwa: 410 Kalorien; 23 g Eiweiß; 17 g Fett; 40 g Kohlenhydrate

Gazpacho (Kalte Gurkensuppe)

1. Die Tomaten mit kochendem Wasser überbrühen, kalt abschrecken, häuten, entkernen und klein schneiden. Die Paprika waschen, putzen und in kleine Würfel schneiden.
2. Die Gurke schälen, längs halbieren, entkernen und klein würfeln. Frühlingszwiebel waschen, putzen und klein schneiden.
3. Alles, bis auf die Hälfte der Paprikawürfel, mit Knoblauch, Olivenöl und Zitronensaft mit dem Pürierstab kräftig durchmixen. Mit Salz und Pfeffer abschmecken und kühl stellen. Mit den restlichen Paprikawürfeln bestreuen. Kalt genießen.

Zutaten

150 g reife Tomaten
1 Paprikaschote
1 kleine Gartengurke
1 Frühlingszwiebel
1 kleine Knoblauchzehe
1 EL Olivenöl
1 EL Zitronensaft
Salz, Pfeffer

Pro Portion etwa: 194 Kalorien; 5 g Eiweiß; 12 g Fett; 16 g Kohlenhydrate

AUS DER **KALTEN KÜCHE**

Matjes-Salat

Zutaten

170 g Matjesfilets (küchenfertig)
1 Schalotte
1/2 säuerlicher Apfel
1–2 Gewürzgurken
6 EL Sauerrahm
1 EL Zitronensaft
1 TL frisch gehackter Dill
Salz, Pfeffer

1. Den Fisch in fingerbreite Streifen schneiden. Schalotte abziehen, fein hacken und mit dem Fisch in eine Schüssel füllen.
2. Den Apfel schälen, entkernen, zur Hälfte klein würfeln und zum Fisch geben. Die Gewürzgurken klein schneiden und ebenfalls untermengen.
3. Aus Sauerrahm, Zitronensaft, Dill, Salz und Pfeffer ein Dressing rühren und unter den Salat mischen. Ziehen lassen.

Pro Portion etwa: 607 Kalorien; 31 g Eiweiß; 45 g Fett; 20 g Kohlenhydrate

Eiersalat mit Kapern

Zutaten

2 Eier
1 Minigurke
1 kleine Schalotte
1 EL Kapern
1/2 Bund Schnittlauch
5 EL Sauerrahm
1 Msp. Senf
1 EL Essig
Salz, Pfeffer
1/2 Kästchen Kresse

1. Die Eier hart kochen. Inzwischen die Gurke waschen, klein würfeln und in eine Schüssel geben. Schalotte abziehen, mit den Kapern fein hacken und dazugeben.
2. Den Schnittlauch waschen und in kleine Röllchen schneiden. Eier eiskalt abschrecken, pellen und grob würfeln. Mit Schnittlauchröllchen in die Schüssel füllen.
3. Aus Sauerrahm, Senf, Essig, Salz und Pfeffer ein Dressing rühren. Über den Salat träufeln und kräftig durchmischen. Mit Kresse bestreuen.

Pro Portion etwa: 298 Kalorien; 20 g Eiweiß; 21 g Fett; 7 g Kohlenhydrate

Thunfischsalat mit Nektarine

Zutaten

1 kleine Dose Thunfisch
(ca. 50 g; im eigenen Saft)
1 reife Nektarine (oder Mango)
1 kleine Schalotte
1 EL Zitronensaft
1 EL Sesamöl
1 Msp. Currypulver
Salz, Pfeffer

1. Den Thunfisch in eine Schüssel geben und mit der Gabel grob zerpflücken. Die Nektarine waschen, schälen, halbieren und das Fruchtfleisch in kleine Würfel schneiden.
2. Die Schalotte abziehen und fein hacken. Mit den Nektarinenwürfeln zum Thunfisch geben.
3. Aus Zitronensaft, Öl, Curry, Salz und Pfeffer ein Dressing rühren und über den Salat gießen. Umrühren und bei Bedarf nachwürzen.

Pro Portion etwa: 318 Kalorien; 12 g Eiweiß; 22 g Fett; 18 g Kohlenhydrate

Vollkorn-Sandwich mit Gemüsefüllung

Zutaten

2 kleine Möhren
1 kleine Frühlingszwiebel
4 EL Frischkäse
1 TL frisch geriebener Parmesankäse
Salz, Pfeffer
4 Scheiben Vollkornbrot

1. Die Möhren waschen, schälen und fein raspeln. Frühlingszwiebel waschen, putzen und in feine Ringe schneiden. Mit dem Frischkäse und dem geriebenen Parmesan vermengen.
2. Mit Salz und Pfeffer abschmecken und auf zwei Vollkornbrotscheiben verstreichen. Die beiden anderen Brotscheiben darauf legen und diagonal durchschneiden.

Pro Portion etwa: 457 Kalorien; 21 g Eiweiß; 20 g Fett; 47 g Kohlenhydrate

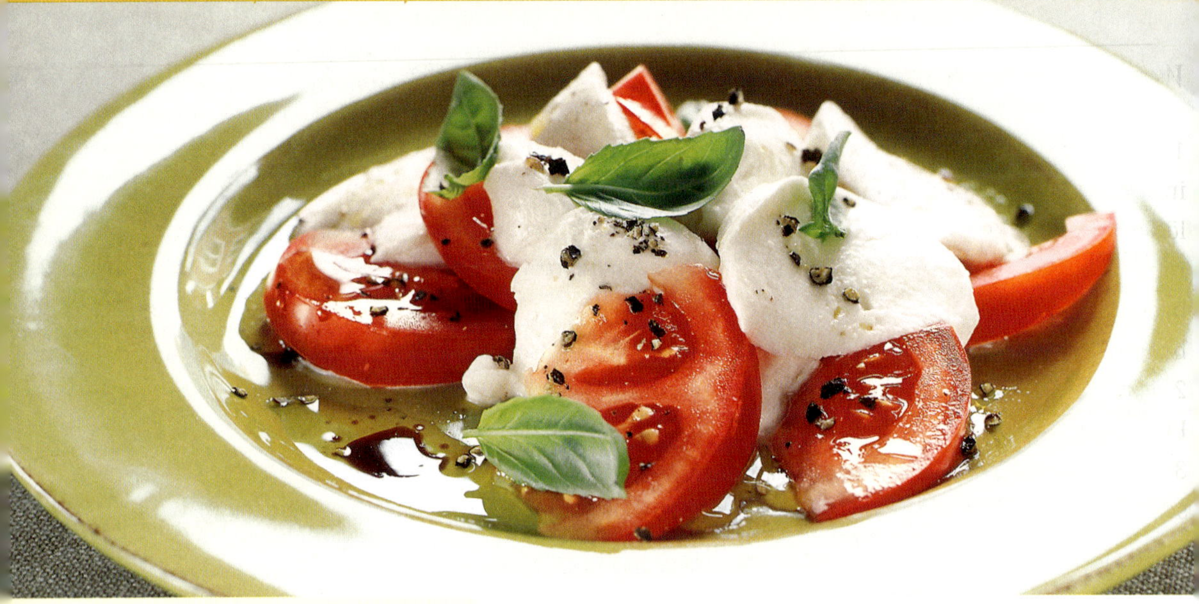

Tomaten-Mozzarella-Salat

Zutaten

2 Tomaten
1 Büffelmozzarella
10 Basilikumblätter
2 EL Olivenöl
1 TL Zitronensaft
1 EL Balsam-Essig
Salz, Pfeffer

1. Die Tomaten waschen und in dünne Scheiben schneiden. Dabei die Stielansätze entfernen. Den Mozzarella abtropfen lassen und in Scheiben schneiden.
2. Tomaten und Mozzarella auf einem Teller abwechselnd anrichten. Die Basilikumblätter dazwischen stecken.
3. Öl, Zitronensaft und Essig verrühren, mit etwas Salz würzen. Die Marinade über den Salat träufeln, Pfeffer grob darüber mahlen.

Pro Portion etwa: 643 Kalorien; 26 g Eiweiß; 56 g Fett; 10 g Kohlenhydrate

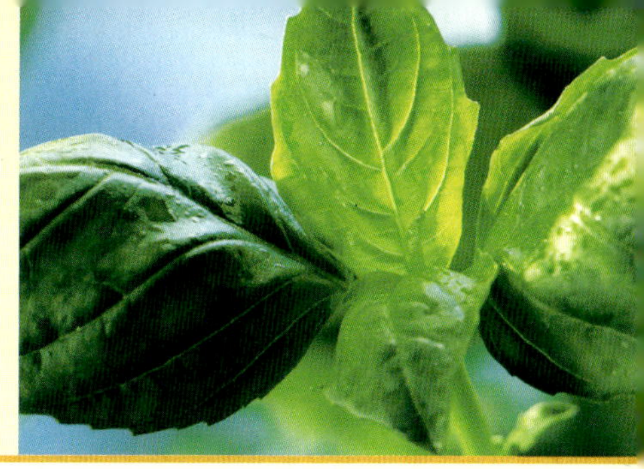

Warmer Brotsalat mit Speck und Ei

1. Den Backofen auf 200 °C vorheizen. Das Ciabatta-Brötchen in kleine Stücke zerpflücken. Auf ein Backblech legen. 1/2 Esslöffel Olivenöl, gehackten Knoblauch, Salz und Pfeffer verrühren und über die Brotstücke träufeln. 10 Minuten knusprig backen. Dann den Speck darauf legen und weitere 5 Minuten backen.
2. Inzwischen aus restlichem Olivenöl, Zitronensaft, Salz und Pfeffer ein Dressing rühren. Das Ei weich kochen.
3. Den Rucola waschen, putzen, trockenschleudern und klein schneiden. Mit Brotwürfeln, Speck, Ei und Dressing in einer Schüssel vermengen. Parmesan darüber streuen.

Pro Portion etwa: 595 Kalorien; 31 g Eiweiß; 40 g Fett; 28 g Kohlenhydrate

Zutaten

1 Ciabatta-Brötchen oder Brot vom Vortag
1 1/2 EL Olivenöl
1 kleine Knoblauchzehe
Salz, Pfeffer
3 Scheiben durchwachsener Räucherspeck
1 EL Zitronensaft
1 großes Ei
1/2 Bund Rucola
20 g grob geriebener Parmesankäse

Gurkensalat mit geräucherter Forelle

1. Die Gurke waschen, schälen und in kleine Stücke schneiden. Die Schalotte abziehen, fein würfeln und dazugeben. Forellenfilet grob zerteilen und untermengen.
2. Aus Essig, Öl, Salz und Pfeffer ein Dressing rühren. Über den Salat träufeln und mit Kresse bestreuen. Lecker dazu: frisches Brot.

Pro Portion etwa: 365 Kalorien; 38 g Eiweiß; 20 g Fett; 9 g Kohlenhydrate

Zutaten

1 kleine Gartengurke
1 kleine Schalotte
1 Forellenfilet (geräuchert)
1 EL Balsam-Essig
1 EL Olivenöl
Salz, Pfeffer
1/2 Kästchen Kresse

Schneller Nudelsalat (ergibt 2 Portionen)

Zutaten

100 g kleine Muschelnudeln
Salz
1 Knoblauchzehe (mit Schale)
100 g Cocktailtomaten
1 Minigurke
50 g entsteinte Oliven
1 EL gehackter Schnittlauch
1 EL Weißweinessig
2 EL Olivenöl, Pfeffer

1. Die Nudeln in einem Topf mit Salzwasser und der Knoblauchzehe in etwa 5 Minuten bissfest garen. Unter eiskaltem Wasser abschrecken. Knoblauch abkühlen lassen und beiseite legen.
2. Tomaten, Gurke und Oliven in sehr kleine Stücke hacken. Mit Schnittlauch und Nudeln in einer Schüssel vermengen.
3. Die Knoblauchzehe abziehen und den weichen Inhalt mit Essig, Öl, Salz und Pfeffer zu einem Dressing verrühren. In die Schüssel geben und kräftig untermischen.

Pro Portion etwa: 365 Kalorien; 7 g Eiweiß; 18 g Fett; 40 g Kohlenhydrate

Spaghetti aglio e olio

Zutaten

125 g Hartweizen- oder Vollkorn-Spaghetti
Salz
2 EL Olivenöl
1 Knoblauchzehe
1 EL frisch gehackte Petersilie
1 kleine Peperoni

1. Die Spaghetti nach Packungsanleitung in reichlich Salzwasser bissfest garen.
2. In einer kleinen Pfanne das Olivenöl erhitzen. Knoblauch hineinpressen. Petersilie, Salz und die ganze Peperoni zugeben und bei schwacher Hitze erwärmen.
3. Die Spaghetti zugeben und kurz umrühren. Peperoni entfernen und Nudeln genießen.

Pro Portion etwa: 609 Kalorien; 17 g Eiweiß; 18 g Fett; 97 g Kohlenhydrate

Bruschetta

1. Den Backofen auf 200 °C vorheizen. Die Brotscheiben im Backofen kurz rösten.
2. Inzwischen die Tomaten mit kochendem Wasser überbrühen, eiskalt abschrecken und häuten. Das Fruchtfleisch klein würfeln und mit zerdrücktem Knoblauch, Olivenöl, Salz und Pfeffer vermengen.
3. Auf den Brotscheiben verteilen und nochmals kurz in den Backofen schieben. Lecker dazu: klein gehackte Oliven, Schinkenwürfel oder Rucola unter die Tomaten mischen.

Zutaten

4 Scheiben Vollkornbaguette
2 Tomaten
1 Knoblauchzehe
2 EL Olivenöl
Salz, Pfeffer

Pro Portion etwa: 474 Kalorien; 8 g Eiweiß; 31 g Fett; 40 g Kohlenhydrate

Tomatensuppe mit Limette

1. Die Schalotte abziehen, fein hacken und in einem Topf mit Olivenöl 3 Minuten dünsten. Tomaten dazugeben und mit einer Gabel zerdrücken.
2. Die Tomatenmischung 10 Minuten bei kleiner Hitze kochen lassen. Mit Salz und Pfeffer sowie Limettensaft und Chilipulver abschmecken.
3. Die Oliven grob hacken und in die Tomatensuppe geben. Basilikumblätter abbrausen, fein hacken und zum Schluss in die Suppe streuen. Die Tomatensuppe nach Belieben abschmecken.

Zutaten

1 kleine Schalotte
1 TL Olivenöl
1 kleine Dose gestückelte Tomaten (200 g)
Salz, Pfeffer
Saft von 1 Limette
1 Msp. Chilipulver
3 EL schwarze, entsteinte Oliven
einige Basilikumblätter

Pro Portion etwa: 214 Kalorien; 4 g Eiweiß; 9 g Fett; 15 g Kohlenhydrate

BLITZSCHNELLE REZEPTE

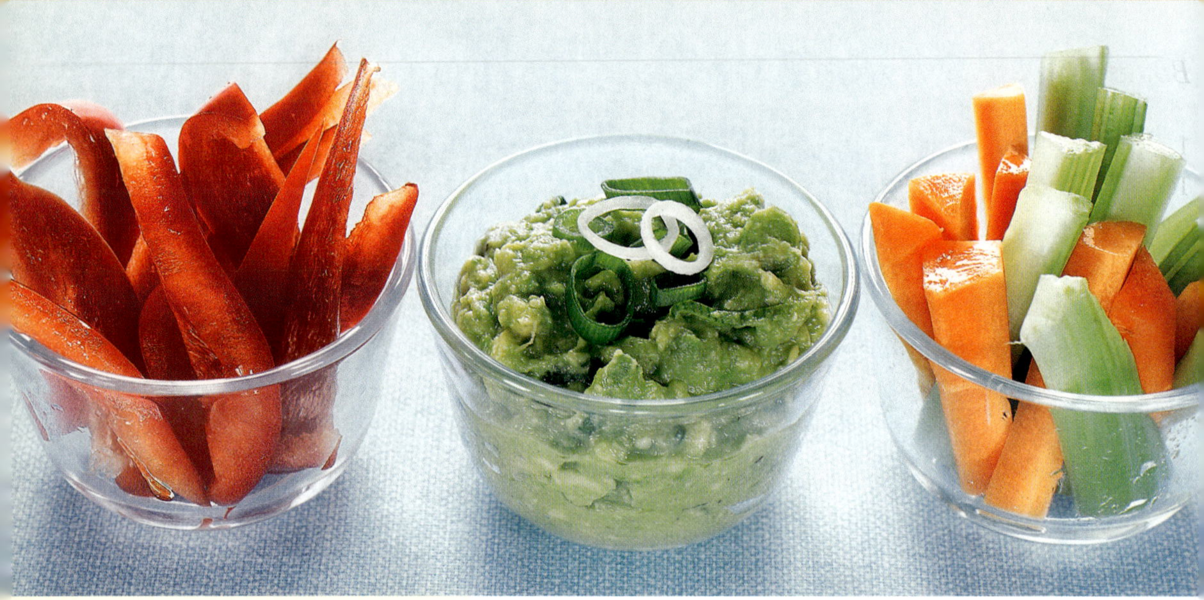

Gemüserohkost mit Guacamole-Dip

Zutaten

1 kleine, reife Avocado
1 EL Zitronensaft
1/2 Knoblauchzehe
Salz, Pfeffer
1 Frühlingszwiebel
1 TL Olivenöl
1 TL Quark
200 g Gemüse
(Paprika, Möhren, Sellerie)

1. Die Avocado halbieren, den Kern herausnehmen und das Fruchtfleisch herauslöffeln. Sofort mit Zitronensaft beträufeln und mit einer Gabel zerdrücken. Knoblauch hineinpressen. Mit Salz und Pfeffer abschmecken.
2. Die Frühlingszwiebel waschen, putzen und in sehr feine Ringe schneiden. Die Hälfte mit Avocadocreme, Olivenöl und Quark kräftig verrühren. Mit den restlichen Zwiebelringen garnieren.
3. Das Gemüse waschen, schälen und in dünne Stifte schneiden. In den Guacamole-Dip tauchen und genießen.

Pro Portion etwa: 355 Kalorien, 7 g Eiweiß, 13 g Fett, 31 g Kohlenhydrate

Bunter Wurstsalat

Zutaten
150 g Leberkäse oder Schinken
6 Cocktailtomaten
2 Gewürzgurken
1/2 Bund Schnittlauch
1 1/2 EL Weißweinessig
1 EL Öl
Salz, Pfeffer
1 Msp. Senf

1. Den Leberkäse bzw. Schinken in dünne Streifen schneiden. Tomaten waschen und halbieren. Die Gurken ebenfalls klein schneiden.
2. Den Schnittlauch waschen, putzen und in feine Röllchen schneiden. Mit Essig, Öl, Salz, Pfeffer und Senf zu einem Dressing rühren und mit den restlichen Zutaten in einer Schüssel vermengen. Etwas ziehen lassen. Lecker dazu: frisches Vollkornbrot.

Pro Portion etwa: 676 Kalorien; 26 g Eiweiß; 57 g Fett; 16 g Kohlenhydrate

Obatzter mit Pumpernickel

Zutaten
100 g Magerquark
1 EL Mineralwasser
40 g weicher Camembert (Halbfettstufe)
1 Frühlingszwiebel
1/2 Bund Schnittlauch
Salz, Pfeffer
1/4 TL Paprikapulver
1 TL Zitronensaft
4 Scheiben Pumpernickel

1. Den Quark mit Mineralwasser glatt rühren. Den Käse in sehr kleine Stücke schneiden.
2. Frühlingszwiebel und Schnittlauch waschen, putzen und in feine Ringe schneiden. Mit den Käsestücken unter die Quarkmasse rühren.
3. Mit Salz, Pfeffer, Paprika und Zitronensaft abschmecken. Auf Pumpernickel verstreichen.

Pro Portion etwa: 337 Kalorien; 32 g Eiweiß; 5 g Fett; 38 g Kohlenhydrate

UND NACH **DER DIÄT?**

EINFACH DAS **GEWICHT HALTEN**

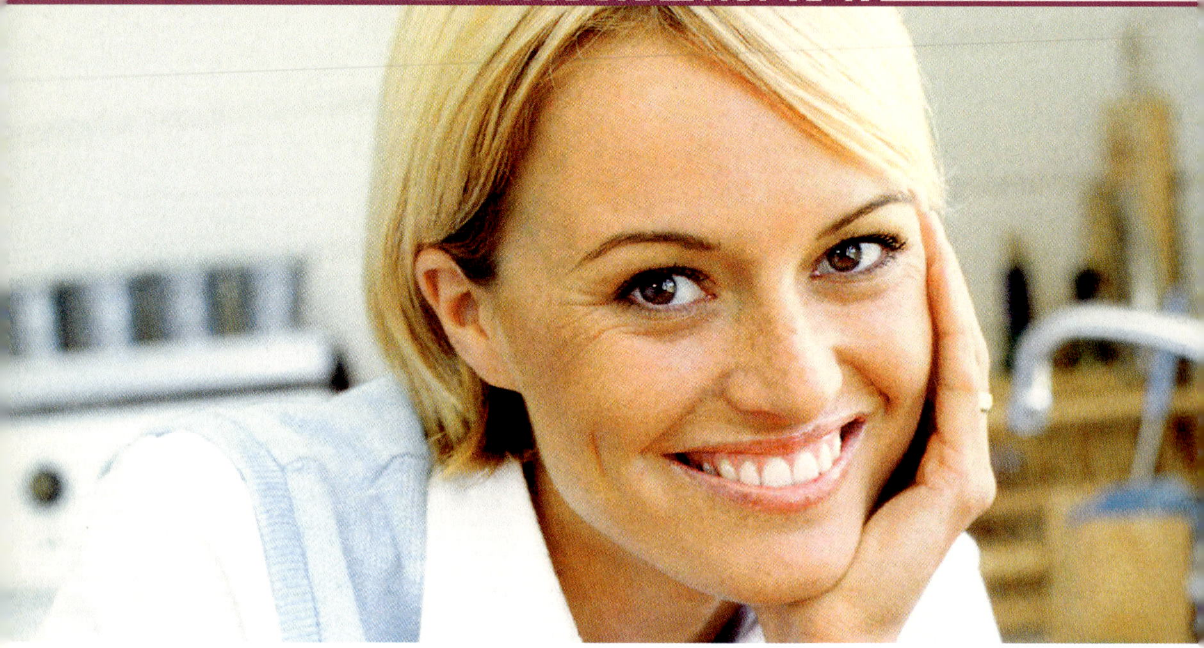

Der schwierigste Teil der Diät ist der danach. Doch nur, wer sich an bestimmte Regeln hält, bleibt schlank.

So bleiben Sie schlank

Sie haben bereits das erste Ziel erreicht – Sie haben vier Wochen durchgehalten. Egal, ob Sie es geschafft haben, nicht weiter zuzunehmen oder das Wunschgewicht zu erreichen: Feiern Sie Ihren Erfolg! Denn nun kommt der schwierigste Teil der Diät: Das Gewicht dauerhaft zu halten. Hier sind die besten Strategien, dem Jo-Jo-Effekt erfolgreich zu kontern.

Jokertag

Gönnen Sie sich ab und zu etwas. Sonst wird das Abnehmen schnell zum Frust. Notieren Sie sich, auf welche »Dickmacher« Sie im Moment nicht verzichten wollen. Ganz einfach, weil sie Sie glücklich und zufrieden machen und einfach zu Ihrem Leben dazugehören: Die Pizza zum Tatort, das Fünf-Gänge-Menü bei Freunden oder der Sonntagsbraten bei Mama ... was auch immer für Sie wichtig ist. Gönnen Sie sich es!

Vielleicht finden Sie noch andere Dinge, auf die Sie künftig nicht mehr verzichten mögen: Schwimmen am Dienstag? Obsttag einmal pro Woche? Wichtig ist, dass Sie sich wohl fühlen und das tun, was Ihnen gut tut. Denn ein Tag, an dem Sie über die Stränge schlagen, macht nicht dick, dick macht es, wenn Sie sich 365 Tage im Jahr mit fragwürdigen Diäten, Light-Produkten oder Appetitzüglern quälen, die dann letztendlich doch nichts bringen.

Die Kraft der Rituale

Überlegen Sie sich, wo tun Sie was, immer zur gleichen Zeit? Dorthin legen Sie einen Zettel mit einem Ritual, das Sie in Ihrem Leben verankern möchten. Greifen Sie häufiger am Tag zum Telefon? Dann deponieren Sie dort einen Zettel mit der Aufschrift: »Mehr trinken« oder »Mehr Obst essen«. Nach ein paar Wochen tun Sie das ganz automatisch.

Denken Sie sich schlank

Studien beweisen: Wie wir uns sehen, bestimmt, wie wir aussehen. Kreisen Ihre Gedanken den ganzen Tag um die Tatsache, dass Sie »zu dick« sind, brauchen Sie sich nicht zu wundern, wenn sich Ihr Körper weisungsgemäß rundet. Versuchen Sie Ihre inneren Gespräche zu verfolgen. Machen Sie sich für jeden selbstabwertenden Gedanken einen Strich auf einen Zettel, für jeden selbstaufbauenden ein Sternchen.

Das Brötchen auf dem Weg zur U-Bahn, die Pizza vor dem Fernseher: Was nebenbei gegessen wird, kann vom Gehirn gar nicht richtig registriert werden. Sie haben viel schneller wieder Hunger.

Zeit nehmen

Gründe etwas Schnelles, Ungesundes oder Fertiges zu essen gibt es genügend, doch es gibt nur einen Grund, Zeit ins Essen zu investieren: Ihre Gesundheit. Und sie ist das wichtigste Gut, das Sie haben. Denken Sie mal darüber nach.

UND NACH **DER DIÄT?**

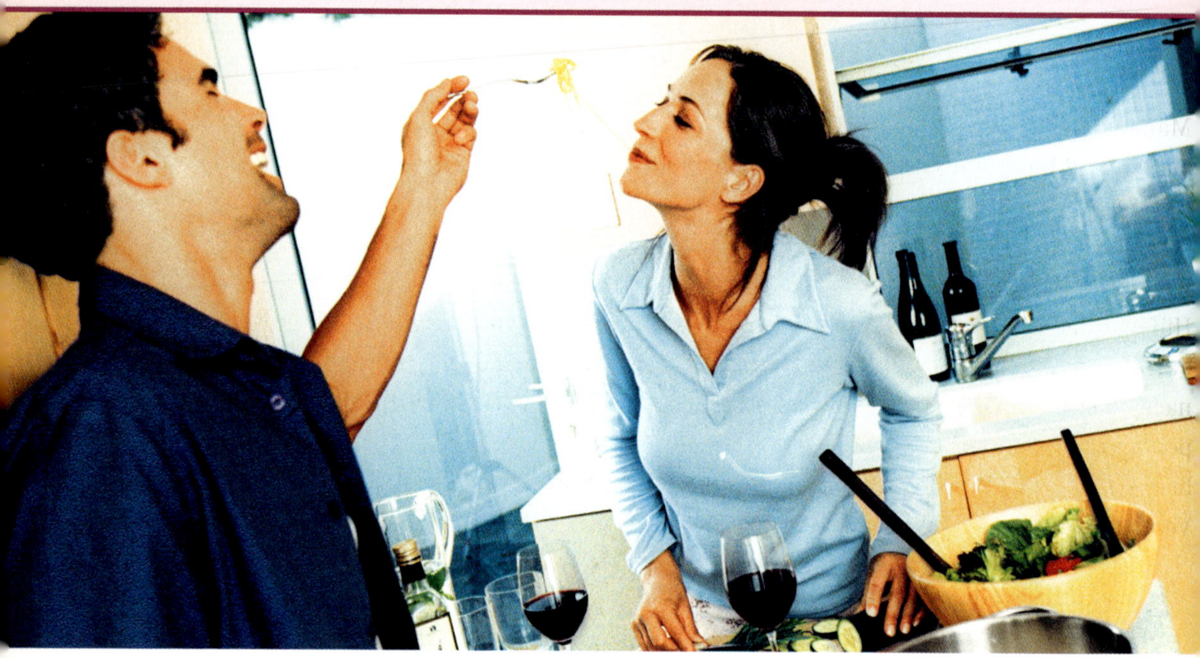

Seit Sie mit Ihrem Partner zusammen sind, haben Sie gut eine Konfektionsgröße zugelegt? Das Problem vieler Frauen: Männer verführen einfach zum Schlemmen.

Warum Männer anders essen als Frauen

Der gewisse Unterschied

Forscher bestätigen immer wieder: Männer und Frauen essen anders, können Nährstoffe und Kalorien unterschiedlich gut verwerten. Schon ein Blick ins nahe gelegene Restaurant zeigt: Frauen nippen in der Regel an Wasser- oder Weingläsern, während Männer den zuvor verspeisten Schweinebraten mit Bier herunterspülen.

Softeis, Müsli und Diäten sind eindeutig Frauensache. Sie lieben es süß, gesund oder vegetarisch, genießen an durchschnittlich zwölf Tagen pro Monat Schokolade und haben in Sachen Teekonsum die Nase weit vorne. Männer mögen es lieber deftig und verzehren im Schnitt etwa 70 Gramm Fleisch pro Tag, 10 Gramm mehr als das weibliche Geschlecht. Ganz nach dem Motto »Man(n) gönnt sich ja sonst nichts« führen

Männer die Rangliste an, was den Besuch in Restaurants, Gaststätten und Imbissbuden angeht.

Gemeinsam schlank

Liebe geht durch den Magen – und von dort aus direkt auf die Hüften. Und das geht fast allen Menschen so: Kaum ist ein Partner im Haus, klettert der Zeiger an der Waage unaufhörlich nach oben. Der Grund ist einfach: Zusammen schmeckt es doppelt gut, und wir essen letztendlich mehr als wir eigentlich bräuchten. Da hilft nur eines: Machen Sie Ihren Partner zum Verbündeten.

Das Wichtigste: Erweisen Sie sich als dankbar für jede Unterstützung, sparen Sie nicht mit Lob und vergessen Sie nicht, gemeinsame Erfolge zu feiern.

DIE BESTEN SCHLANK-TRICKS FÜR IHRE PARTNERSCHAFT

1. Erzählen Sie nicht gleich, dass es ab jetzt nur noch Salat gibt. Das Wort Diät hat gleich eine abschreckende Wirkung. Bitten Sie Ihren Partner um Rat und sagen Sie ihm, dass Sie es schön fänden, wenn er Sie in Ihren Plänen unterstützen würde. Vielleicht können Sie gemeinsam eine gesunde Lebensform finden.
2. Fleisch, Sahne, Vollfettkäse: Wenn Eiweißtypen den Kochlöffel schwingen, geht es meist deftig zu. Sie sind ein Kohlenhydrattyp? Dann übernehmen Sie das Einkaufen und füllen den Kühlschrank mit fettarmen Alternativen. Und das Wichtigste: Stellen Sie sich gemeinsam an den Herd. Zeigen Sie Ihrem Partner, dass man die Hälfte der Sahne prima durch fettarme Milch ersetzen kann. So ist Ihnen beiden geholfen.
3. Beziehen Sie Ihren Partner in Ihre neue Lebensform mit ein. Lassen Sie ihn einkaufen und kochen, wenn er das möchte. Es kann ja durchaus sein, dass ihm fremdländische Gerichte besonders gut liegen. Seien Sie nicht kritisch und greifen nicht ein, selbst wenn nicht alles so läuft, wie Sie sich das vorstellen.
4. Hüten Sie sich vor sogenannten Schwindelaktionen, in denen Sie Ihrem Partner z.B. Tofu als Fleisch unterjubeln. Meistens merkt er's doch. Manche Möhrentorte als Nusskuchen getarnt, hat schon nicht nur so den Sonntag verdorben, sondern ein für allemal den Umstieg zur gesunden Ernährung vermasselt.
5. Kommen Sie bloß nicht mit Belehrungen wie »Dir könnte das auch nicht schaden!« Das hört niemand gern. Ebenso unklug sind Vergleiche mit Freunden und Bekannten. Lassen Sie Ihrem Partner stets das Gefühl, dass er aus eigenem Antrieb handelt und eigene Ideen verwirklichen kann.

ZUM NACHSCHLAGEN

ZUM NACHSCHLAGEN

Adressen, Bücher und Literatur, die weiterhilft:

◆ *Agaston, A.:* Die South Beach Diät. München 2004

◆ *Atkins, R.:* Atkins for Life. München 2004; http://www.atkins.com

◆ *Besser-Siegmund, C.:* Nie wieder Heißhunger. Stuttgart 2004

◆ *Biesalski, H. K. et al. (Hrsg.):* Ernährungsmedizin. Stuttgart 1999

◆ *Brand-Miller, J. et al.:* The New Glucose Revolution. New York 2003

◆ *Brand-Miller, J.,* University of Sydney: http://www.glycemicindex.com

◆ *Cordain, L.,* University of Colorado: http://www.thepaleodiet.com

◆ *Deutsche Gesellschaft für Ernährung:* Ernährungsbericht 2000. Frankfurt; http://www.dge.de

◆ *Deutsche Gesellschaft für Ernährung:* Glykämischer Index und glykämische Last – ein für die Ernährungspraxis des Gesunden relevantes Konzept? Teil 1 und 2. Ernährungsumschau 51 (2004) Heft 3 und 4, Seite 84–89, 128–131; www.ernaehrungs-umschau.de

◆ *Ellrott T.; Pudel V.:* Adipositastherapie. Stuttgart 1997

◆ *FAO/WHO:* Carbohydrates in human nutrition. A report of a joint FAO/WHO Expert Consulation. Rome 1998

◆ *Foster-Powell, K.; Holt, S. H. A.; Brand-Miller, J. C.:* International table of glycemic index and glycemic load values. Am. J. Clin. Nutr; 76: 5–56 (2002)

◆ *Gittleman, A.-L.:* Ernährung nach dem Stoffwechseltyp. Aitrang 2003

◆ *Hamm, M.:* Fit, gesund und schlank mit dem Glyx. München 2003

◆ *Hamm, M.:* Knaurs Handbuch Ernährung. München 2003

◆ *Hecker, H.:* Handbuch Traditionelle Chinesische Medizin. Stuttgart 2003

◆ *Kelley, W.:* The Metabolic Types. Kelley Foundation 1976

◆ *Kristal, H. J.:* The Nutrition Solution. A guide to your metabolic type. Berkeley 2003

◆ *Ludwig, D. S.:* Glycemic load comes of age. Am. J. Clin. Nutr.; 133: 2695–2696 (2003)

◆ *Ludwig, D. S.:* Dietary glycemic index and the regulation of body weight. Lipids; 38: 117–21 (2003)

- *Mehnert, H.:* Stoffwechsel ist der Schlüssel zur Gesundheit. München 2003
- *Oldways Preservation & Exchange Trust:* The Mediterranean Diet Pyramid; www.oldwayspt.org/pyramids/med/p_med.html
- *Prinzhausen, J.:* Arbeitsbuch Abnehmen. Hamburg 2003
- *Rauch, E.:* Die Kohlenhydratfalle. Stuttgart 2003
- *Schott, E.:* Ayurveda. Das Geheimnis Ihres Typs. München 2003
- *Sheldon, Dr. W. H.:* The atlas of men. 1940
- *USDA (United States Departement of Agriculture):* Dietary Guidelines for Americans; http://www.cnpp.usda.gov
- *Watson, G.:* Nutrition and your mind. New York 1972
- *Willett, W.:* Eat, Drink and Be Healthy – The Harvard Medical School Guide to Healthy Eating. New York 2002
- *Willett, W.:* Food pyramids. http://www.hsph.harvard.edu/nutritionsource/pyramids.html
- *Willett, W. C.;* Stampfer M. J.: Macht gesunde Ernährung krank? Spektrum der Wissenschaft 58–67 (März 2003)
- *William, R.:* Biochemical Individuality. New Canaan, Connetticut 1998
- *Wolfe, B. M. J.; Piche, L. A.:* Replacement of carbohydrate by protein in a conventional fat diet reduces cholesterol and triglycerid concentrations in healthy normo lipidemic subjects. Clin. Invest. Med.; 22: 140–8 (1999)
- *Wollcott, W. L.; Trish, F.:* Essen, was mein Körper braucht. Metabolic Typing – die passende Ernährung für jeden Stoffwechseltyp. Kirchzarten 2002
- *Worm, N.:* Glücklich und schlank. Lünen 2003
- *Zittlau, J.:* Frauen essen anders, Männer auch. Frankfurt 2004

DANK

Ganz herzlich bedanken möchte ich mich bei Kathrin Gritschneder und Bettina Huber, die mir die Veröffentlichung dieses Buches ermöglicht haben. Ein ganz großes Danke geht außerdem an meinen Mann Markus, der mir Tag und Nacht liebevoll zur Seite stand.

REGISTER

REGISTER

Sachregister

Rezeptregister

IMPRESSUM

Bibliografische Information
Die Deutsche Bibliothek
Die Deutsche Bibliothek verzeichnet diese Publikation in der Deutschen Nationalbibliografie; detaillierte bibliografische Daten sind im Internet über http://dnb.ddb.de abrufbar.

Wichtiger Hinweis

Die im Buch veröffentlichten Ratschläge wurden von Verfasser und Verlag sorgfältig erarbeitet und geprüft. Eine Garantie kann dennoch nicht übernommen werden. Ebenso ist die Haftung des Verfassers bzw. des Verlages und seiner Beauftragten für Personen-, Sach- und Vermögensschäden ausgeschlossen.

Projektleitung:
Kathrin Gritschneder
Redaktion und Korrektorat:
Damla Özbay
Layout und Satz:
Dorothee Griesbeck,
Die Buchmacher, München
Rezeptfotos:
Brigitte Sporrer
Food-Styling:
Julia Skowronek
Bildredaktion:
Sylvie Busche (Ltg.),
Margit Schulzke, Lena Wendte
Bildnachweis:
Umschlagfoto: Zefa/A. Inden
Fotos: Getty Images/Goldman Michael S. 14;
Imagesource S. 8, S. 40, S. 43, S. 44, S. 54, S. 64, S. 74, S. 84, S. 94, S. 152;
Jump/Kristiane Vey S. 18, S. 154;
Silvia Lammertz S. 58, S. 59, S. 60, S. 61, S. 62, S. 63, S. 78, S. 80-S. 83, S. 98-S. 103; Mauritus Images/Wühler S. 23 unten/Stock4B S. 27 oben, S. 65 Mitte, S. 66, S. 107; Photodisc S. 85 unten, S. 97, S. 121; Picture Press/Henry Arden S. 26; Sporrer Brigitte S. 52, S. 72, S. 92; Stockfood/M. Brauner S. 131/Eising S. 22/Joff Lee Studios S. 31 rechts, S. 33, S. 39 rechts, S. 42 unten, S. 85 oben, S. 87, S. 111/Amos Schliack S. 147/Studio Adna S. 27 unten, S. 31 Mitte, S. 35, S. 39 Mitte, S. 42 Mitte, S. 65 oben, S. 67, S. 69, S. 77, S. 129/Studio Bonisolli S. 137/Visual/Y & R Studio S. 45 Mitte, S. 46, S. 143/ Westemann Studios Gbr S. 31 links, S. 37, S. 39 links, S. 42 oben, S. 45 oben, S. 47, S. 48, S. 113; Zefa/Benelux S. 45 unten, S. 57, S. 117/H. Kehrer S. 65 unten/B. Schaefer S. 5, S. 104/sucré salé/Y. Bagros S. 119/sucré salé/P. Hussenot S. 23 oben, S. 85 Mitte, S. 86.
Umschlagkonzeption:
ZERO, München
Herstellung:
Dagmar Guhl
Reproduktion:
Premedia, A-Wels
Druck und Bindung:
Offizin Andersen Nexö Leipzig GmbH
Printed in Germany

Gedruckt auf umweltfreundlich chlorfrei gebleichtem Papier.

ISBN 3-426-64144-5